腎臓病と最新透析療法

より快適な透析ライフを送るために

昭和大学医学部内科学講座腎臓内科学部門教授
秋澤忠男／著

ゆまに書房

腎臓病と最新透析療法

より快適な透析ライフを送るために

秋澤忠男／著

腎臓病と最新透析療法●目次

第1章

腎不全

腎臓病で、将来透析が必要になるかも知れない、と主治医の先生から説明を受けたり、透析治療を始めたばかりの方など、腎臓病の初心者の方にもよく理解してもらえるように、腎不全とその治療法について、これからお話を進めて行きたいと思います。

まず皆さまがもっとも関心のある「腎不全」から話を始めましょう。

腎臓は左右に2つ、背骨（胸椎）の一番下のあたりから、腰骨（腰椎）の上部（5つある腰椎の上から3つ目あたりまで）に位置する空豆のような形をした臓器で、尿を産生して老廃物を体外に排泄する作用をしています。

腎不全とは、この腎臓の働きが何らかの原因で低下した状態をいいます。つまり尿の産生が減少したり、尿の中味に変化が生じたり、あるいは腎臓のさまざまな作用が正常でなくなる状態のことです。

●急性腎不全と慢性腎不全

腎臓の働きが低下する腎不全は、「急性」と「慢性」に大別されます。

急性は読んで字のごとく、時間や日の単位で急激に腎臓の働きが低下し、重症の場合には尿がまったく出なくなります。しかし多くの場合、やがて腎臓の働きは回復し、正常に近い状態まで再びよみがえる病気です。ですから、たとえ尿が出なかったり、腎臓の働きが悪化したため一時的に透析が必要になっても、腎臓の働きがよくなるにつれて、透析も不要になります。

一方の慢性腎不全は、早い人で数か月、遅い人では数十年の経過を経ながら徐々に腎臓の働きが低下し、その結果さまざまな症状を発現するようになる病気で、この場合は腎臓の働きが再び回復することは期待できません。ですから、慢性腎不全で透析が必要になったら、例外を除いては、移植により新しい腎臓が植えられなければ、透析から離脱することはできません。読者の皆さんのほとんどが、この慢性腎不全で透析を受けておいでではないでしょうか。

このように急性腎不全と慢性腎不全では、経過と予後（透析から離脱できるかどうか）が大きく異なりますが、皆さんにもっともよくわかる相違は、腎臓の大きさです。正常の腎臓は長径約12cm、短径６cm、厚さ約３cm、重さ１２０～１５０ｇ程度の大きさです。

急性腎不全の場合はこの大きさはほとんど減少せず、逆にやや増加する場合もあります。一方の慢性腎不全では、多くの場合両腎とも縮小し、透析が必要な頃になると萎縮腎という状態に陥ってしまいます。こうした縮小した腎臓の形状をみても、慢性腎不全では再び腎臓の働きが回復するのは困難であるのが理解されます。

1 急性腎不全

それでは、最初に急性腎不全のお話をします。

●急性腎不全の原因

急性と慢性の腎不全では、原因も大きく異なります。

急性腎不全は、心筋梗塞で血圧が下がったり、出血など腎臓より前に原因があって腎臓に十分な血液が流れなくなり腎不全に陥る「腎前性急性腎不全」、腎臓に毒として働く腎毒性の物質を飲んだり、腎前性の腎不全が進行して腎臓自体に障害の及んだ「腎性急性腎不全」、そして、腎臓で産生された尿が尿道から排泄されるまでの、腎臓より後ろの尿の通り道の障害で腎不全となる「腎後性急性腎不全」に分類されます。

●急性腎不全の経過

急性腎不全では、まず尿量が減少して、1日400㎖以下（これを乏尿といいます）あるいは100㎖以下（無尿といいます）となります（乏・無尿期）。やがて障害が回復過程に入ると薄い尿が増加し、1日3ℓや4ℓに達することもあります（利尿期）。その後腎臓の

急性腎不全の原因

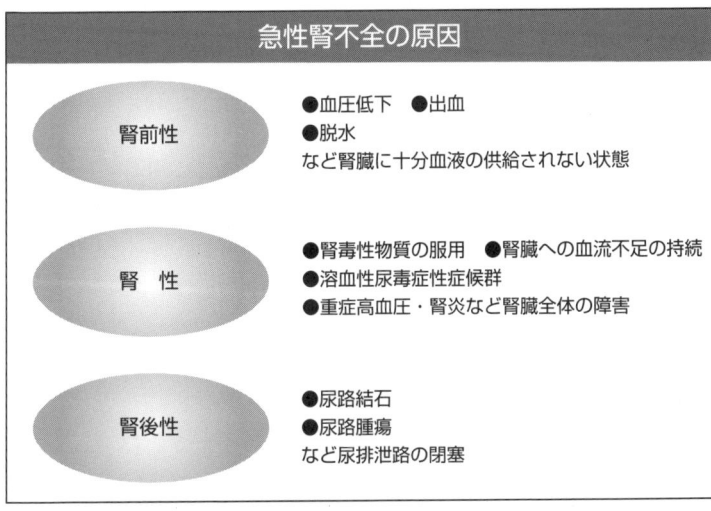

腎前性	●血圧低下　●出血 ●脱水 など腎臓に十分血液の供給されない状態
腎　性	●腎毒性物質の服用　●腎臓への血流不足の持続 ●溶血性尿毒症性症候群 ●重症高血圧・腎炎など腎臓全体の障害
腎後性	●尿路結石 ●尿路腫瘍 など尿排泄路の閉塞

働きが正常化過程に入ると、尿量も1.5〜2ℓの正常域に戻ります。透析が必要となるのは、十分な量の尿が排泄されない乏・無尿期と利尿期の初期が一般的です。

しかし、こうした典型的な経過をとらない急性腎不全もあります。それは尿量の減少しないタイプの急性腎不全で、非乏尿性急性腎不全と呼ばれています。尿量は保たれているので水分は排泄されるのですが、尿の中味は正常よりずっと薄く、尿中に排泄されるべき老廃物が体内にたまった状態となってしまうのです。ですから、尿は出ているので安心していたら、血液検査値を見て腎不全と初めて気がつくという場合もあります。こうした腎不全では、尿量は病状の指標になりませんから、尿の中味（濃さ）や血液検査値を参考にして、透析を開始したり、終了したりすることになります。

●急性腎不全の予後

急性腎不全のうち、腎前性腎不全は輸血や補液（点滴）をして腎臓に行く血液の量を早期に補正すれば腎臓の作用も速やかに回復し、透析が必要になることは比較的少なくてすみます。

腎後性腎不全では、尿の通り道が塞がっている部位を早く見つけ、その部位を修復して産生された尿の流れ道を確保すれば、たまっていた尿が大量に排泄され、腎不全から脱することができます。したがって、腎後性で透析が必要なのは尿の通り道の障害の修復前で尿がたまっている間か、何らかの原因で尿の通り道の修復が困難な場合に限られます。

急性腎不全で透析が必要とされるのは、腎性腎不全がもっとも多く、腎毒性物質や腎臓への血流不足などで障害された腎臓が回復するまでの間、透析で腎臓の作用を代行しなければなりません。透析の必要な期間は、原因や障害の程度などによって異なりますが、長い場合には数か月にも及びます。一時大流行した病原大腸菌Ｏ－１５７で発症した溶血性尿毒症性症候群（ＨＵＳ）も腎性急性腎不全の一種です。

急性腎不全は透析から離脱できるので、うらやましいと思われる慢性腎不全の方がいるかもしれません。しかしそれは正しくありません。急性腎不全、とくに腎性急性腎不全の患者さんの救命率は、透析療法が普及した今日でも、約50％といわれています。これは腎不全以外に心臓、肝臓などほかの臓器の障害や、細菌感染などを併発していることが多いからです。

2 慢性腎不全

腎不全には急性腎不全と慢性腎不全があり、急性腎不全は多くの場合腎臓の働きは元に戻るのに対し、慢性腎不全は腎臓の働きはけっして元に戻ることはありません。

まずどのような原因で慢性腎不全に陥るのでしょうか。

●慢性腎不全の原因となる病気（疾患）

日本透析医学会が毎年末に全国の透析施設を対象に実施している調査から、透析が必要となった原因疾患を表に示します。

表中「透析導入者」とあるのは、1年間に透析を開始した患者さんについて、たとえば２００７年では、そのうち糖尿病性腎症が原因となった人が43・4％であることを示します。第2位が慢性糸球体腎炎、ついで腎硬化症、多発性嚢胞腎と続くのがわかります。

「年末透析患者」というのは、各年末に透析を受けている患者さん全体について、腎不全の原因となった病気を示したものです。２００７年では、第1位が慢性糸球体腎炎、ついで糖尿病性腎症、腎硬化症、多発性嚢胞腎、慢性腎盂腎炎とならんでおり、こうしてみると原因としてもっとも多いのが慢性糸球体腎炎と糖尿病性腎症、その後ずっと下がって腎硬化症と多発性嚢胞腎、慢性腎盂腎炎が原因疾患として重要だということになります。

【慢性糸球体腎炎】

この病気は、生まれつきではなく、多くの場合は少年期以降に、腎臓の糸球体と呼ばれる、血液から尿をふるい分ける部分に異常をきたして発症する病気です。慢性糸球体腎炎にも多くの種類があり、多くは免疫の異常で糸球体の構造が破壊され、それを契機に徐々に腎臓の働きが悪化して行きます。つまり、ほかの病気が原因で腎臓の糸球体に異常が生ずるのではなく、糸球体自体にまず異常が発生するのがこの病気の特徴です。

【糖尿病性腎症】

これに対して、糖尿病が原因で徐々に腎臓が悪くなって行くのが糖尿病性腎症です。これも後から詳しく説明をしますが、糖尿病になると腎臓や眼底など全身の細い血管が障害(細小血管障害)され、こうした臓器の働きに異常が見られるようになります。

この一部として糸球体や糸球体以外の腎臓の血管がおかされて腎不全に至るのが糖尿病性腎症です。ですから、腎臓以外に眼底や心臓、脳の血管、手足の神経など全身の多くの

慢性腎不全の原因となる疾患(%)

		1997年	2007年
透析導入者	慢性糸球体腎炎	36.6	24.0
	糖尿病性腎症	33.9	43.4
	腎硬化症	6.8	10.0
	多発性嚢胞腎	2.4	2.3
	慢性腎盂腎炎	1.2	0.7

		1997年	2007年
年末透析患者	慢性糸球体腎炎	54.1	40.4
	糖尿病性腎症	22.7	33.4
	腎硬化症	4.2	6.5
	多発性嚢胞腎	3.2	3.4
	慢性腎盂腎炎	1.6	1.2

日本透析医学会統計調査資料より引用

臓器に異常を伴います。

【腎硬化症】

高血圧や動脈硬化が原因となって腎臓の働きが悪化する病気です。高血圧は糖尿病と同じように全身の血管に障害を与え、とくに動脈硬化を進行させます。これは糸球体や糸球体以外の腎臓の血管にも当てはまると同時に、腎臓以外の諸臓器の血管障害も高度となります。

慢性糸球体腎炎など高血圧以外の原因で慢性腎不全になった方も、通常腎臓が悪くなると血圧が上昇することが多いため、すでに慢性腎不全に陥られた方を診察する際に、原因疾患が糸球体腎炎か腎硬化症か区別のつかないことが珍しくありません。そうしたときは、腎臓に異常が見つかる前に高血圧があったかどうかや、家族の人に高血圧があったかどうか（病歴）、高血圧に伴うほかの臓器（心臓や眼底の血管）の障害が高度かなどの情報が判断の役に立ちます。

【多発性嚢胞腎】

生まれつきの病気で、遺伝子の異常で家族内に多発します。腎臓に嚢胞（のうほう）という尿に似た液体がたまった袋が多発し、両方の腎臓にこの袋が増加し、年齢とともに腫大して行きます。嚢胞の数が増して大きくなると本来の腎臓の働きをする部分が減少し、腎不全に陥ります。高血圧や脳動脈瘤（血管にできたこぶ、破裂するとクモ膜下出血をおこします）、心臓の弁の異常などを併発する頻度が増加します。

【慢性腎盂腎炎】

糸球体で作られた尿から人体に必要な物質を血液の中に戻したり（再吸収）、不要な物質を血液から尿の中に捨てる（分泌）働きをする尿細管や、糸球体以外の腎臓の部分が最初に障害される病気です。原因は薬剤や重金属（イタイイタイ病のカドミウムが有名です）など多岐にわたりますが、もっともわかりやすいのは、再発する膀胱炎から細菌が腎臓に住み着き、その細菌が長年炎症を繰り返して徐々に腎臓の働きを悪化させる病態です。突然高熱がでて腰が痛くなったり、尿の中に膿（白血球）が混ざっていたりしますが、症状の見られない人も珍しくありません。

膀胱から腎臓に移動してきた細菌が住み着きやすい腎臓の出口部近くを腎盂といい、細菌による炎症が繰り返し長期間持続することから、慢性腎盂腎炎と呼ばれています。本当は慢性尿細管・間質性腎炎というのが正しい名称といえます。

【その他の原因（疾患）】

こうした比較的頻度の高い原因疾患のほかに、リウマチなどの膠原病、腎結核、腎や膀胱のがん、腎結石、ミエローマと呼ばれる血液の骨髄系細胞のがんなど、多くの腎臓や全身の病気が慢性腎不全の原因となります。

●原因疾患の変化

では慢性腎不全の原因となる病気の割合は一定なのでしょうか。先の表で10年前の1997年のところをみてください。「透析導入者」では、慢性糸球体腎炎が全体の36・6％を占め、糖尿病性腎症は33・9％と第2位で、腎硬化症は6.8％に過ぎません。この傾向は「年末透析患者」についても同様で、1997年と2007年を比べると、糖尿病性腎症と腎硬化症がどんどん増加し、その分慢性糸球体腎炎は減少しています。

このように、慢性腎不全の原因は昔は慢性糸球体腎炎が主であったのに対し、近年は糖尿病性腎症と腎硬化症の比率が増加を遂げています。この理由は、生活習慣の変化に伴い糖尿病や高血圧患者が増加したこと、医学の進歩によりこれらの患者さんが長生きされるようになり、結果として腎臓に合併症をおこす頻度が増したこと、などがあげられています。米国でも慢性腎不全の原因に糖尿病性腎症や高血圧が多く、わが国でもこの趨勢は持続すると予想されます。

第2章 腎不全の病態

腎臓の働きが悪くなると体にどんな変化がでてくるのでしょうか。どうしてその様な変化が生じるのでしょうか。これから腎不全の病態について考えてみたいと思います。

しかしこれを知るには、まず腎臓がどのような働きをしているかについて理解しておかなければなりません。

1 腎臓の働き

「そんなことは知っているよ。腎臓は尿を作っている臓器じゃないか」とおっしゃる方もおいででしょうが、尿を作ることによって何をしているのか本当にご存じでしょうか。さらに腎臓は、尿を作る以外にも目に見えないさまざまな働きもしているのです。

①老廃物の排泄

人間は食物の中のエネルギーを燃やして日々の活動をしています。そのエネルギーの元となる栄養素は、炭水化物、脂肪、そしてタンパク質です。炭水化物と脂肪は炭素と水素、酸素でできていますから、体の中で燃えてエネルギーを出すと炭酸ガスと水に変化し、炭酸ガスは肺から、水は尿や汗、はく息（呼気）となって体外に排泄されます。

したがって、炭水化物と脂肪だけならば腎臓がなくても処理することは可能です。

腎臓の働き

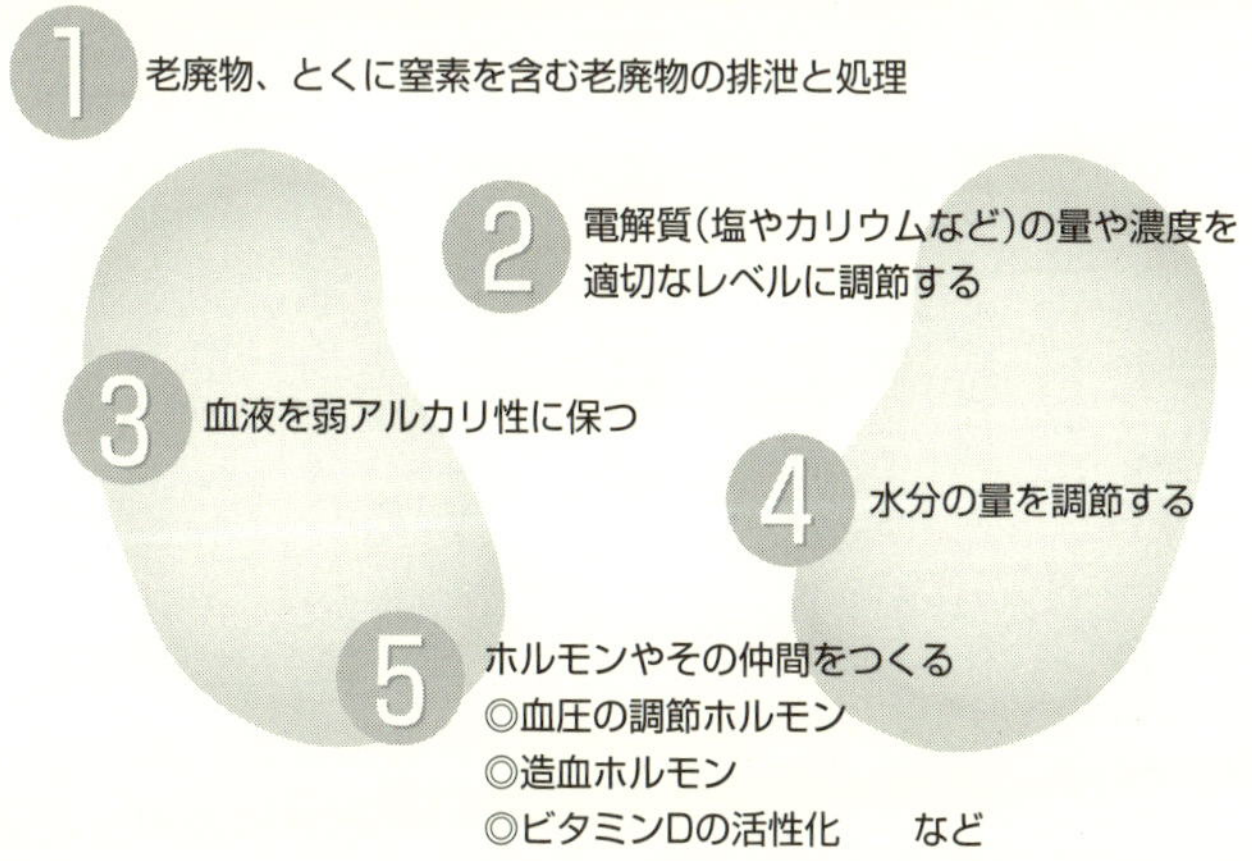
1
老廃物、とくに窒素を含む老廃物の排泄と処理
2
電解質（塩やカリウムなど）の量や濃度を
適切なレベルに調節する
3
血液を弱アルカリ性に保つ
4
水分の量を調節する
5
ホルモンやその仲間をつくる
◎血圧の調節ホルモン
◎造血ホルモン
◎ビタミンDの活性化　　など

しかしタンパク質には窒素が含まれています。窒素が燃えた後にはいろいろな、窒素を含む有害な物質が残ります。その代表があの悪臭のするアンモニアです。これらの窒素の燃えかすはすべて腎臓に運ばれて分解され、尿中に排泄されます。

つまり、腎臓はタンパク質（窒素）が元になる老廃物の処理に不可欠の臓器といえます。

② 塩分の調節

人間の体には、塩やカルシウム、カリウムなどの水に溶ける電解質と呼ばれる物質が必要です。簡単にいえば塩けとその仲間と考えてください。

塩を例にとると、塩分をたくさん含む食物をとると尿の中に排泄される塩の量が増えて、塩分が体の中にたまらないように調節されます。塩分が体の中にたまると、血圧が上昇したり、むくんだり、お腹や胸に水がたまるなど、大きな異常が生じるからです。もちろん汗や便からも塩分は排泄されますが、尿からみれば微々たる量です。

逆に海から遠く、塩が滅多に手に入らない地方では、塩は体に必須の物質ですから、尿中に無駄に排泄されないよう、尿の塩分濃度はきわめて微量に抑えられます。

こうした調節は塩以外の電解質にも認められ、腎臓は尿中に排泄する電解質の量を加減することで、体に不可欠な電解質の微妙なバランスをとっているのです。

③ 酸とアルカリの調節

人間の血液は弱いアルカリ性に保たれていて、少し難しい言葉ですが、pH（ペーハー）という単位では、7・35〜7・45（7.0が中性、低いと酸性、高いとアルカリ性）ときわめて狭い範囲内でしか生存することが難しいとされています。こうした弱アルカリ性の狭い範囲に血液を保つのが腎臓と肺の仕事です。

肺に異常があり炭酸ガスが体にたまると炭酸ガスは酸として働くので、腎臓でどんどんアルカリを作って血液が酸性になるのを防ぎます。この腎臓で作るアルカリが、血液のpHを弱アルカリ性に保つもっとも重要な因子で、このように大量のアルカリを作れる臓器は腎臓以外にありません。

④ 水分の調節

尿には水が含まれていますから、腎臓は体の中から水分を排泄します。この水は、先ほどの炭水化物や脂肪の燃えかすもありますし、飲水や食事で体内に吸収されたものもあります。

もし体の中に水がたまると、血液が薄くなって、意識がなくなる、などの重大な異常がみられるだけでなく、食欲が低下したり、意欲が衰えたり、さまざまな異常が生じます。

そこで、このように水が増えたときには尿量を減らすホルモンが減少し、腎臓はこれを感じとって尿量を増やし、余分な水を排泄します。

逆に体内に水が足りないとき（砂漠にでも行ったことを考えてください）には、腎臓はなるべく体内の水分を減らさないよう尿量を減少させます。

このようにして腎臓は、１日の生活で産生した老廃物や電解質を含む尿の量を、多いときには３ℓ以上、少ないときには0.4ℓにまで調節して、体の中の水分の量を適切な範囲に保っているのです。

⑤ ホルモンを作る

腎臓で作られるホルモンやその仲間のうち、血圧の調節にはレニンという物質が重要な働きをします。レニンはこれ自体に大きな作用はありませんが、アンジオテンシンという肺でできる物質の元を作り、アンジオテンシンは血管を収縮させて血圧を高めます。高血圧の主要な原因の一つとなるわけです。さらにアンジオテンシンは、アルドステロンという副腎で作られるホルモンの産生を増やし、このホルモンが腎臓に働いて塩分の尿中排泄を減らすことから、さらに血圧は高まる方向に作用します。アンジオテンシンは同時に、腎臓の病気を進行させたり、動脈硬化や心臓の筋肉の変化を促進する作用があるとされています。つまり腎臓で作られるレニンが血圧を上昇させたり、腎臓病、心臓病、動脈硬化を進行させる一因として作用しているのです。

一方腎臓では血圧を下げる方向に作用する、プロスタグランヂンやキニンという物質も作っており、体内の塩分の調節を含めて、血圧を決定する重要な臓器であることがわかります。

血液を増やすホルモン（エリスロポエチン：ＥＰＯ）も腎臓で作られます。貧血になると腎臓がそれを感知してＥＰＯがたくさん作られ、ＥＰＯは骨（骨髄）に作用して血液を増産するように指令を出し、貧血が改善するわけです。

腎臓とホルモンとの関係で忘れてならないのは、ビタミンＤを体内で作用を発揮する活性型ビタミンＤ（食べ物からカルシウムを吸収したり骨を作る）というホルモンに変える作用を腎臓が行っていることです。ビタミンＤは日光にあたることで皮膚で作られたり、食物の中から血液に運ばれますが、このままでは作用をもちません。肝臓と腎臓でその構造の一部が変化する必要があるのです。とくに腎臓での作用が重要で、腎臓は体内の活性型ビタミンDの量を適切なレベルに調節しています。

このように腎臓はたくさんの作用をしています。ですから腎臓の働きが悪くなると、さまざまな障害が生じてしまうのです。

2 腎臓の働きが悪くなると現われる症状

多彩な作用をもつ腎臓ですが、その働きが悪くなるとどのようなことが体におこるのかを考えてみましょう。

① 塩分と水分の貯留

●塩分の調節

正常な腎臓は1日に約140ℓの尿の元（原尿といいます）を作ることができ、この中にはおよそ1kgの塩が含まれます。人はふつう1日10g程度の塩しかとりませんから、原尿の中の塩の99％が再び体に戻されて（再吸収といいます）、1％が尿中に捨てられると、食物から摂取された塩の量と尿中に排泄される塩の量とがつり合う計算になります。

辛いものをたくさん食べてたとえば30ｇの塩をとった場合には、原尿の中から体に戻す塩の量を97％にすれば、尿中に30ｇの塩を排泄することができ、体の中に塩のたまるのを防止できるわけです。逆に塩を1ｇしかとらなければ、99・9％を体に戻し、0.1％を排泄することで、出入りのバランスが保たれます。このように塩は摂取量（体にある塩の量）に応じて腎臓から排泄されるよう設計されているのです。

また、血液の中に塩がたまった場合には、水が血液の中に増加して、血液の中の塩の濃度も一定の範囲内に調節されます。腎臓の働きが正常であれば、余分な塩も水も一日もすれば尿中に排泄されてしまいます。

●体内に塩と水がたまる

腎臓の働きが悪くなるということは、原尿を作る能力が低下するのと同じことです。原尿を作る力が10ℓ／日に低下した場合、原尿中に含まれる塩の量は約80ｇしかありません。通常のように99％が体内に戻されると、尿中に排泄できる塩の量はわずか0.8ｇに過ぎず、体内に戻す塩の量を97％に抑えても、2.4ｇの塩しか排泄できません。

血液の中に塩がたまった場合には水が血液の中に増加して、濃度が一定になるといいましたが、腎臓の働きが悪くなると、増えた塩を排泄できないのでそれを薄める水の量もどんどん増えるということです。こうして塩をとりすぎると、体内に塩と水がたまった状態となってしまいます。

●高血圧とむくみ

水と塩が血管の中にたまると、体内を流れる血液の量が増え、流れの圧力（血圧）が上昇します。つまり高血圧になるのです。高血圧は腎臓の働きをさらに悪化させるだけでなく、心臓の筋肉を厚くし（心肥大）、脳などの全身の血管の動脈硬化を進行させます。

水と塩を血管にとどめておけなくなると、血管の外に移動します。皮膚の下にたまるとむくみ（浮腫）になります。目立つのは手・足の甲や下腿の前面、おでこなどの皮膚の下に骨がある部分です。こうした部分は骨は硬いため皮膚を押すと、押したままへこんで、皮膚が元になかなか戻りません。これがむくみです。塩と水のたまりが多いと、むくみは全身に及びます。

水や塩が体内にあふれてくると、臓器を入れる袋の中にもたまってきます。肺を包む袋にたまると胸水、胃・腸や肝臓などを入れた袋にたまれば腹水、心臓をとり巻く袋の場合は心嚢水と呼ばれます。

胸水がたまれば息苦しく（呼吸困難）なったり、胸の痛みがみられます。腹水はお腹がパンパンに張って、カエルの腹のようになった状態です。もちろん食欲も低下します。心嚢水は心臓の動きのじゃまをして、ときには心臓が止まってしまう（心タンポナーデ）こともあります。

男性の場合では、陰嚢に水がたまった陰嚢水腫と呼ばれる状態になることもあります。

こうした水や塩の貯留は、摂取量とのバランスで決まりますから、塩をとりすぎないようにするのが大切です。水は次項でも説明しますが、腎臓が悪くなっても排泄されやすいので、塩に注意をしていれば、こうした症状の出現を予防することが可能です。腎臓の働きが悪くなるにしたがい、食事の塩分制限が厳しくなるのもこのためです。

②薄い尿がたくさん出る

腎臓には、体に不要となった老廃物（毒素）を体外に捨てる作用があります。いわばこうした不要物を水に溶かして、尿として排泄しているのです。腎臓の働きが正常なら、水の中に溶けた不要物の濃度は自由に変えることができます。非常に薄い尿から、濃い尿まで、体の水分があまっているか足りないかで、尿の濃さは決定されます。

ところが腎臓の働きが悪くなると、水の中にたくさんの不要物の溶けた濃い尿を作ることができなくなります。といっても、不要物は日々産生されており、産生された不要物は尿中に排泄しなければなりませんから、薄い尿をたくさん排泄して、不要物を体外に捨て去ることが必要になります。

腎臓の働きが正常な人では、睡眠中は濃い尿が作られ、その間は排尿におきなくともすむのがふつうです。しかし、腎臓が悪くなると薄い尿をたくさん排泄せねばならないこと

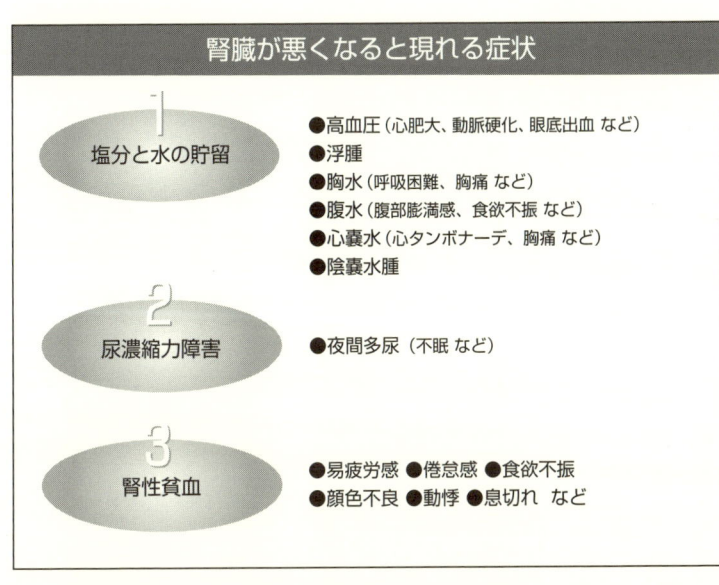

腎臓が悪くなると現れる症状

1 塩分と水の貯留

●高血圧（心肥大、動脈硬化、眼底出血 など）
●浮腫
●胸水（呼吸困難、胸痛 など）
●腹水（腹部膨満感、食欲不振 など）
●心嚢水（心タンポナーデ、胸痛 など）
●陰嚢水腫

2 尿濃縮力障害

●夜間多尿（不眠 など）

3 腎性貧血

●易疲労感 ●倦怠感 ●食欲不振
●顔色不良 ●動悸 ●息切れ など

から、睡眠中も何回も排尿のために目が覚める結果になります。これを夜間多尿といい、腎臓の働きの低下し始める比較的初期から現われる症状です。

③ 血が薄くなる

　腎臓では血液を作る造血ホルモン（エリスロポエチン）が作られます。血液（赤血球）は酸素を運んでいますが、腎臓にはその酸素の濃度を監視する機能があり、貧血で酸素の濃度が低下すると、腎臓でエリスロポエチンがたくさん作られます。

　エリスロポエチンは骨髄に働いて、赤血球の元となる細胞数を増やしたり、赤血球への成長を早めて、赤血球の量を増し、薄くなっていた血液を正常な状態に戻します。

血液が正常の濃さに戻れば、酸素の濃度も上がりますから、腎臓はそれを感知してエリスロポエチンの産生は低下し、それ以上余計に赤血球が作られるのは防がれます。こうして、血液の濃さは正常範囲に保たれているのです。

ところが、腎臓の働きが悪くなると、酸素の濃度を監視する役割も、エリスロポエチンを産生する能力も低下します。そうなると血液が薄くなってもエリスロポエチンは作られずに、血の薄い状態が持続します。

血が薄いことを貧血といいますが、腎臓が悪くなると必ず貧血となり、これを腎臓が悪いのが原因でおこる貧血という意味で、腎性貧血と呼びます。

貧血になると、顔色が悪くなり（顔色不良）、疲れやすく、元気がなくなります。食欲も落ちて、さらに進行すると、体を動かすと息切れや動悸がして、日常生活にも支障が出るようになります。腎性貧血も比較的早い時期から認められる症状の一つです。

④老廃物の蓄積

腎臓は、食物中の栄養素が日々の活動に使われた後の老廃物のうち、窒素を含む老廃物を体外に処理・排泄します。タンパク質が窒素の含まれる食物成分の代表であり、このタンパク質の燃えがらが窒素を含む老廃物となります。

さらに、窒素を含む老廃物は食物からだけ産生されるわけではなく、体の中の臓器や細胞にもタンパク質が含まれていて、この臓器や細胞が活動をすればそこからも窒素を含む老廃物が産生され、これも腎臓で処理・排泄されます。

食物中のタンパク質から産生される老廃物の代表として尿素が、筋肉が活動したときに産生される老廃物の代表としてクレアチニン（Cr）があげられます。

尿素はアンモニアが2つくっついた形の老廃物で、分子の大きさ（分子量）もきわめて小さい物質です。タンパク質の代謝が最後まで進んだときに生じ、1日25〜30 gが尿中に排泄されます。血液検査では尿素窒素（BUN）として測定されるので、この名前の方が皆さんにはおなじみかもしれません。腎機能が正常な人の血液中のBUN濃度は20 mg／dℓ以下ですが、腎臓の働きが悪くなってくると次第に上昇し、透析が必要な時期には100 mg／dℓ近くになるのがふつうです。しかし、BUNの主な原料であるタンパク質の摂取量を減らす（低タンパク食）とBUNの濃度は低下し、透析にはいるときでも50 mg／dℓぐらいに保たれる方もいます。

一つ注意が必要なのは、BUNは食事中のタンパク質以外にも影響を受けることです。食事中のカロリー（エネルギー：熱量）が不足すると、それを補うために体の中に蓄えられたタンパク質を燃やしてエネルギーを得ることになります。このときにもタンパク質を原料とするBUNは増加してきます。細菌が体内に侵入したときには、これに対抗するためにたくさんのエネルギーが消費されます。こうした際にも体内のタンパク質が燃えてエネルギーを補う（異化の亢進）ため、ＢＵＮは増加することになります。また、胃腸から出血してもＢＵＮが増加します。このように老廃物であるＢＵＮ蓄積の程度は、腎臓の働き（腎機能）、食事中のタンパク質摂取量、異化の状態、腸管出血などの合併症で決められることになります。

クレアチニン（Cr）は主として筋肉に含まれる分子量１１３と小さな物質で、１日約１ｇ産生され、同じ量が尿中に排泄されます。しかし、腎臓の働きが悪いと尿中への排泄が減少して血中にたまることになります。ですから、血中Cr濃度は腎機能を正確に反映する指標となります。しかも筋肉が原料ですから、ＢＵＮのように食事中のタンパク質や異化の影響を受けることもありません。

Crの血清濃度は１mg／dℓ以下が正常ですが、透析に入る頃には10mg／dℓぐらいに増加しているのがふつうです。通常８mg／dℓを超えると身障者一級の認定が受けられます。こうした重要な決定事項に用いられるのも、Crが広く用いられる腎機能障害の指標だからです。

●老廃物の蓄積による症状

老廃物の代表としてＢＵＮとCrを説明しましたが、実はＢＵＮやCrの一つが高い濃度で蓄積しても大きな障害は見られません。もちろん詳しく観察すれば、いろいろな影響が見られるのですが、一つ一つの老廃物が体内にたまっても、それほど怖いことはないのです。

問題なのは、腎機能が悪くなって、体内に蓄積する老廃物が少なく見積もっても数百種類あることです。こうした老廃物が複合して以下に示すように体の働きを広範に障害します。

●中枢神経系

意識障害、痙攣（ケイレン）、幻覚、めまいなど多彩な症状が見られますが、集中力が欠ける、イライラするなどから始まり、不眠、頭痛、そして痙攣、意識障害と進み、最後は昏睡状態（尿毒症性昏睡）に陥って、かつては多くの患者さんが命を落とされました。

●末梢神経系

主に手足の末梢部から左右対称的に発症するしびれ、知覚の異常、いらいら感、灼熱感などで、徐々に中枢部に進行する場合があります。最初は手袋や足袋に覆われるあたりに異常が出現します。足があつくほてって置き場がない、足がいらいら、ムズムズして寝ていられないなどの典型的な症状が見られ、さらにひどくなると、歩けない、ものが握れないなど運動神経にも異常がおきてきます。

●自律神経系

めまい、立ちくらみ、汗や唾液の減少、体温調節の異常、インポテンツなどの性機能障害などがみられます。

●皮膚・粘膜

皮膚は尿に排泄されるべき色素（ウロクロームなど）の蓄積でどす黒く変色し、汗の減少から乾燥が著明となります。痒みがひどく、皮膚をかくと皮膚を痛めるだけでなく、それが刺激となって、さらに痒みが増強します。このため不眠になったり、就業に支障をきたすこともあります。粘膜は荒れ、傷つき出血しやすく、出血するとなかなか血が止まらなくなります。

●心臓・呼吸器系

水やナトリウムの貯留による影響のほかに、老廃物の蓄積から、心臓の筋肉の働きが低下したり、肺の血管から肺の中に水分が漏れ出るようになり、咳、痰、呼吸困難、不整脈などがみられるようになります。

●消化器系

食欲がなくなり、吐き気、おう吐、下痢などがみられます。味覚は変化し、口内炎、アンモニアに似た独特の口臭、胃炎や胃腸からの出血などがしばしば出現します。

●血液系

前述したエリスロポエチンの欠乏だけでなく、老廃物の影響も加わり貧血が進行します。出血を止める血小板の働きが悪くなり、出血しやすく、血が止まりにくい状態となります。

●ホルモン系

ホルモンの分泌に異常がでると同時に、ホルモンの作用が老廃物により障害されます。糖尿病でないのに血糖が高くなったり、生理がなくなったり、乳汁が止まらない、男性なのに乳房が大きくなるなどがこの好例です。

●代謝系

脂肪やアミノ酸の代謝も老廃物により同じように障害されます。中性脂肪が増加したり、善玉コレステロールが減少するなどの異常がみられますが、これらは動脈硬化の促進因子にもなります。

●免疫系

細菌を殺す免疫機能が低下し、細菌感染にかかりやすくなります。結核やがんにかかりやすくなるのもこのためです。

●感覚器系

視力低下やかすむなどの眼の障害、難聴や耳なりなどの異常が現われます。

以上のように腎不全が進行すると、その末期症状である尿毒症に陥ります。尿毒症は腎不全が原因となって全身の臓器が障害される病態で、尿毒症の治療をする医師はあらゆる臓器の病気を理解していなければならないといわれるゆえんでもあります。

⑤電解質の異常

電解質の代表は塩分で、その塩分（と水分）が体にたまることはお話しました。しかし電解質は塩分にとどまりません。皆さんにおなじみのものだけでも、カルシウム、リン、マグネシウムなどがあります。腎臓の働きが悪くなると、これらの電解質にも異常がみられます。

●カリウム

カリウム（K）は体の細胞の中にもっとも多く含まれている電解質で、細胞の外にもっとも多く含まれているナトリウム（塩分）とはこの点で対照的な電解質です。細胞の収縮など細胞の働きに重要な働きをするので、とくに筋肉や神経の動きに大きな影響を与えます。

Kは生野菜や果物に豊富に含まれていて、通常1日2～4gが食物からとられ、その9割が尿中に、1割が便中に排泄されます。腎臓が正常であれば、尿中に大部分が排泄され、血液中の濃度は4～5mEq／ℓに保たれ、こうした濃度で細胞は正常に働きます。

腎臓の働きが悪くなると尿中へのKの排泄量も低下するので、体の中にKがたまってきます。Kは細胞の中に多いとはいえ、やがて血液の中のK濃度も増加し、5.5mEq／ℓを超えると高カリウム血症と呼ばれ、吐き気やおう吐、しびれ、体に力が入らない脱力感などが出始めます。

もっとも怖いのが心臓への影響です。高K血症になると不整脈が必発し、最後は心停止から死に至るからです。透析療法のない時代の腎不全患者さんの多くはこの高K血症で命を落とされました。こうした危険な不整脈は血清K濃度が7～8mEq／ℓになるとみられます。正常値の倍とはいえ、その差はわずかですから、腎臓の働きが悪くなったときには、常に血液中のK濃度に注意をしなければいけないわけです。

●カルシウム

カルシウム（Ca）は成人の体内に約1kgあり、99％が骨と歯に含まれています。しかし骨と歯以外に、細胞や血液の中に存在する1％のCaが細胞や体内の酵素などの働きに重要な影響を与えています。

通常1日約600mgのCaが食物からとられ、消化液の中に含まれる200mgとあわせた800mgのうち300mgが腸から吸収され、残りの500mgが便中に排泄されます。腸から吸収された300mgのうち200mgはまた消化液に使われますから、残りの100mgが血液にとり込まれて、骨や歯の代謝に使用され、骨や歯から不要になってでてきた同じ100mgが尿中に捨てられます。

腎臓が悪くなればこの尿中に排泄される100mgが体内にたまって、血中のCaは増加するだろうと思われるかもしれませんが、話はもっと複雑です。

●ビタミンDのCaへの影響

ビタミンDは骨を作るビタミンとして皆さんもよくご存じです。食物中のビタミンDの摂取や、皮膚に存在するビタミンDの元が体温や日光の紫外線の作用でビタミンDとなることで、体内にビタミンDが供給されます。

しかし、このビタミンDはこれだけでは作用を発揮しません。肝臓と腎臓でビタミンDの一部が変化し（水酸化）、ホルモンのような作用をもつビタミンD（活性型ビタミンD）となります。

活性型ビタミンDは、腸や骨からCaを血液中にとり込んだり、尿中へのCaの排泄を減少させて、血液中のCa濃度を増加させるように働きます。

腎臓が悪くなっても肝臓でのビタミンDの変化（水酸化）は維持されますが、腎臓での水酸化が減少し、結果として活性型ビタミンDが不足する状態となります。活性型ビタミンDが不足すると腸からのCaとり込みが減り、同時に尿中へのCa排泄が増加しますから、血液中のCa濃度は低下することになります。

正常の血清Ca濃度は約9～10㎎／dℓですが、これが7～8㎎／dℓというレベルまで低下します（低Ca血症）。急激に低Ca血症が生じた場合には、手・足や顔面の筋肉が痙攣をおこすテタニーやテンカンに似た発作をおこすことがあります。

●リン

リン（P）は成人体内に500～700g含まれ、85％が骨や歯に、6％が筋肉に、残りが血液やその他の臓器に存在しています。PもKと同様に細胞の中に多く含まれますが、Kが陽イオン（プラスに荷電）であるのに対し、Pは陰イオン（マイナスに荷電）である相違があります。Pは細胞の中ではエネルギーの供給物質として重要な働きをしています。

Pは1日約1gが食物中からとられ、腸管から吸収されますが、最終的には3分の1が便中に、3分の2が尿中に排泄されます。

腎臓の働きが悪くなると尿中排泄の減少から血液中のP濃度は増加し、高P血症を呈します。健常者では血液中のP濃度は3～4mg／dℓですが、腎臓が悪くなると10mg／dℓ近い高P血症となることもあります。

ビタミンDが作用を発揮するまで

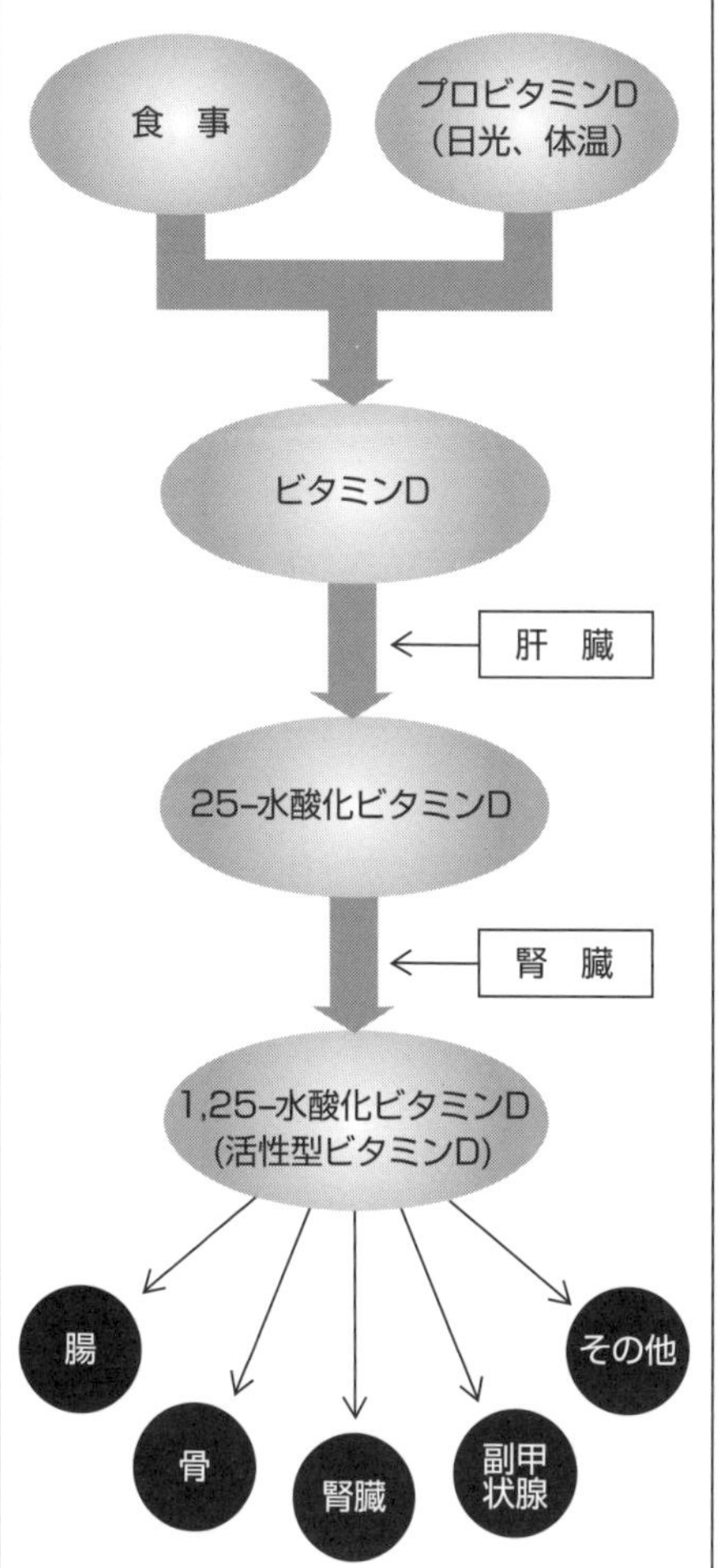

血液の中ではCaとPは互いに一定の濃度を保とうとする性質があります。一方が上昇すると他方が低下し、さらにその逆もみられます。腎臓が悪くなって血液中のPが上昇すると、活性型ビタミンDの欠乏から低下していたCaがさらに低下し、先ほどのテタニーなどの低Ca症状が強く現われます。

また、高P血症が高度の場合には、血液中にCaとPを溶かしておくことができず、血管の外に溶け出して（析出）、骨以外の臓器にCaとPがたまる石灰化（異所性石灰化）をきたします。白目（結膜）に石灰化がおこれば、急性結膜炎で赤目がみられます。皮下に石灰化が生じれば痒みが強くなります。血管の壁が石灰化すると、壁が石のように固くなり、動脈硬化が進むことになります。

●マグネシウム

マグネシウム（Mg）は成人体内に約２４００㎎あり、骨に65％が分布し、残りのほとんどが細胞内に含まれています。体内ではKと同様に筋肉や神経、各酵素の働きに必須の電解質とされていますが、その作用はほかの電解質ほど詳しくわかっていません。

１日２５０～６００㎎が食物からとられ、３分の２が便中に、３分の１が尿中に排泄されます。

腎臓の働きが低下するとMgも尿中への排泄障害から血液中の濃度が増加し、多くの場合高Mg血症を示します。健常者では血清Mg濃度は1.8～3.0㎎／dℓですが、高Mg血症で4.8㎎／dℓ

を超えると心臓の働きが低下し、12㎎／dℓを超えると神経や筋肉の異常がみられるとされています。こうした電解質の異常は、さらなる障害を引きおこす原因となります。

⑥腎性骨異栄養症

カルシウム（Ca）やリン（P）の異常は、骨の障害（病変）の原因となります。腎臓が悪くなって、CaやPの異常から生じる骨の病変を腎性骨異栄養症（腎性骨症）と呼んでいます。

腎臓の働きが悪くなると、骨が折れやすくなったり（骨折）、骨や関節に痛みが出てきます（骨痛、関節痛）。こうした患者さんで骨のエックス線写真を撮ってみると、骨が薄く、ちょっとした外力で折れそうになっていたり、変形していたり、骨の中に空洞のようなカゲ（嚢胞）が見えたりします。また、よく見ると線状の骨折したカゲ（偽骨折）が写っていたり、指の骨の外側が削れてあたかもネギ坊主のような形になっていたり、骨の外側に新しく薄い骨ができていたりすることもあります。エックス線写真でははっきりわからなくても、骨シンチという骨の中にアイソトープをとり込ませて写真を撮る方法では、知らないうちに、肋骨など小さな骨があちこち骨折していることもまれではありません。また、骨塩定量という骨の中のCaの量を正確に測定する装置で検査をすると、同じ年齢の健康人に比較して多くの患者さんで骨のCa量が減少しています。骨の中のCa量が減少すると骨は折れやすくなるのです。

こうした骨の異常は、長い間腎不全の状態にある透析患者さんで透析導入前の方に比べてひどくなりやすいので、透析骨症とも呼ばれています。

⑦腎性骨異栄養症の種類と原因

骨の病変は、線維性骨炎、骨軟化症、無形成骨の大きく3つに分類されますが、各々の詳しい解説は別の機会に譲りたいと思います。ここでは、こうした骨の病変を引きおこす主な原因の一つである2次性副甲状腺機能亢進症について説明します。

●副甲状腺とPTH

副甲状腺というのは頸部にある甲状腺の裏側にくっついた米粒大の臓器で、通常甲状腺の上側と下側の左右に計4個存在します。上皮小体という呼び名もあります。この副甲状腺の主な働きは、副甲状腺ホルモン（ＰＴＨ）を作って（産生）、血液中に送り出すこと（分泌）です。副甲状腺でのＰＴＨの産生と分泌量は血液中のCa濃度で決定されます。もし血液中のCa濃度（血清Ca）が低下すると（低Ca血症）、副甲状腺は敏感にこの低下を察知して、ＰＴＨの産生と分泌を増やします。ＰＴＨはこの血清Caの低下を元に戻す作用のあるホルモンで、まず骨に働いて骨を溶かし（骨吸収）、骨からCaを血液の中に送り出します。また、腎臓に働いて尿中に排泄されるCaの量を削減してCaを体内に保ち、同時に腎臓でのビタミンDの活性化を増やして活性型ビタミンDの産生を増します。活性型ビタミンDはすでにお話した通り、食物中のCaの腸での吸収を増やしたり、骨からCaを動員したりして血清Caを増加させます。こうしたPTHの働きで血清Caの低下が改善すると副甲状腺はそれを感知してPTHの分泌が元に戻ります。逆に血清Ca濃度が正常より高いときには（高Ca血症）、PTHの産生・分泌が抑えられ、先ほど説明したのと逆の経路で血清Caは減少します。つまり、PTHは血清Caを正常に維持する作用のあるホルモンといえます。

PTHにはもう一つ重要な働きがあります。それは腎臓から尿中へのP排泄を増加させる作用です。

●2次性副甲状腺機能亢進症

副甲状腺機能亢進症とは、PTHの産生・分泌が異常に増加する病的状態で、2次性は、副甲状腺自体に原因があるのではなく、副甲状腺以外の、ここでは腎臓の働きが悪化するために、PTH分泌が増加した状態を意味します。では、腎臓の働きが悪くなるとどうしてPTH分泌が増加するのでしょうか。

●2次性副甲状腺機能亢進症の原因1――ビタミンD主犯説

腎臓の働きが悪くなると活性型ビタミンDの産生が減少して血清Caが低下します。血清Caが低下すると先ほど説明したようにPTHが増加します。PTHが増えると、活性型ビタミンDも血清Caも増加して血清Caの低下は元に戻り、正常なCa濃度が維持されます。次に、再び腎臓の働きが悪くなると、同様の経過を繰り返し、ＰＴＨはさらに増加しますが、低下した血清Caは元に戻ります。三たび腎臓の働きが悪くなっても、また同じ経路を繰り返し血清Caは正常化します。しかし、こうした経過を繰り返し、腎臓の働きが非常に悪くなると、血清Caは何とか正常に維持できても、ＰＴＨ濃度は異常な高値をとることになります。

●2次性副甲状腺機能亢進症の原因2―Ｐ主犯説

腎不全ではＰの排泄が低下して、高Ｐ血症がみられます。血液中ではCaとＰの全体の濃度を一定に保つ作用が働くため、血清Ｐが増加すると、代わりに血清Caが減少します。そうするとＰＴＨの産生・分泌が増加します。ＰＴＨはＰの尿中排泄を増やしますから、余分なＰが尿中に排泄されることで血清Ｐは減少し、同時に血清Caの低下も是正されます。再び腎臓の働きが悪くなると、同様のプロセスが働き、血清Ｐの増加とCaの減少は正常化されます。しかし、腎機能低下が繰り返されると、最後には血清Ca・Ｐは正常域に保たれても、ＰＴＨは異常高値をとることになります。こうしたＰＴＨが異常に大量分泌される2次性副甲状腺機能亢進症では、正常では米粒大の副甲状腺が大きくなり（腫大）、おや指ぐらいの大きさになることもしばしばみられます。

実際には、ビタミンＤやＰの異常のほかにさまざまな要因が加わり、腎臓が悪くなると

2次性副甲状腺機能亢進症の発症する経過

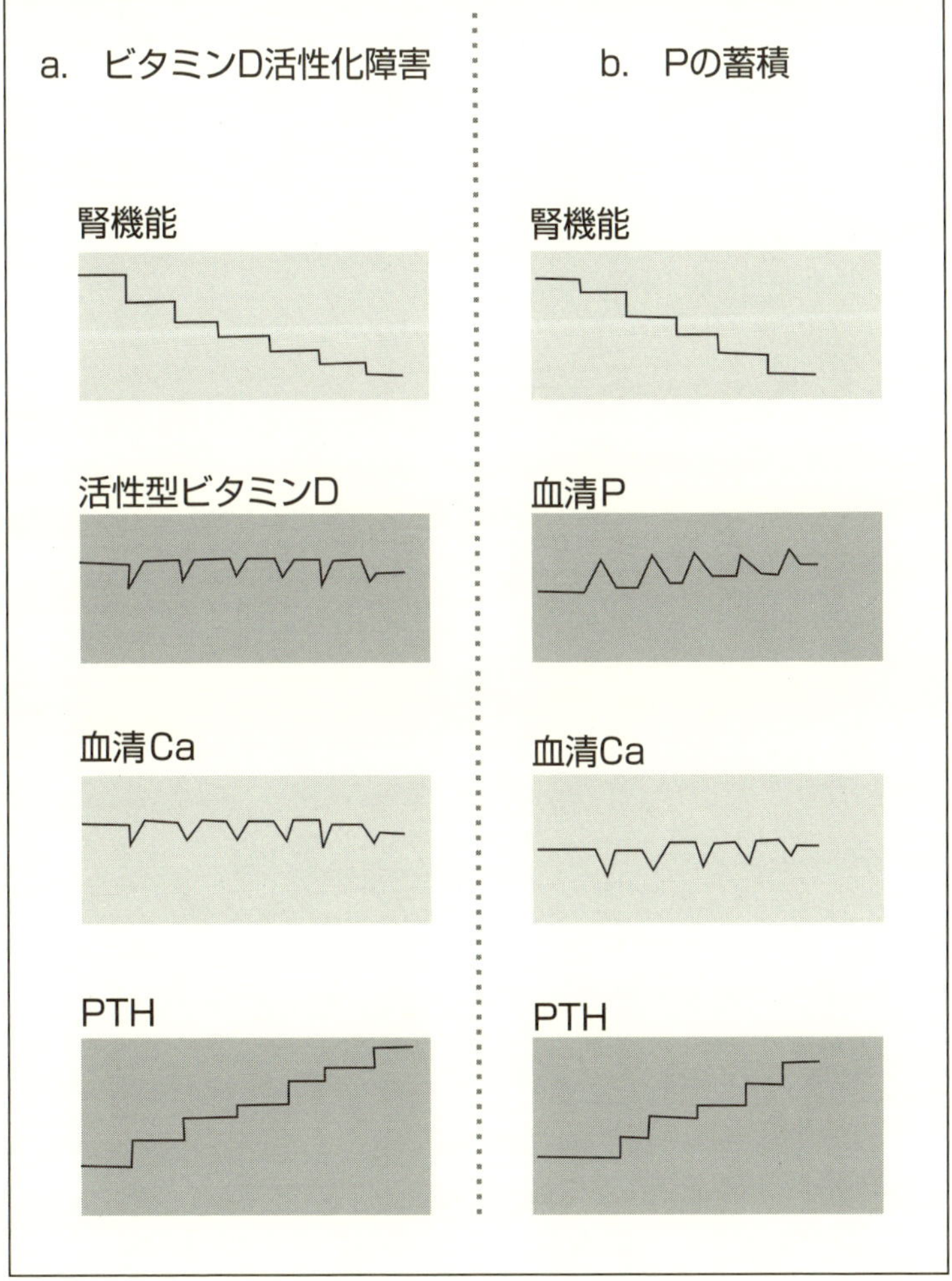

2次性副甲状腺機能亢進症が発症するのですが、血清電解質（Ca・P）の異常が、骨の病変の原因にもなるという、腎不全の病態の複雑さを理解していただければ幸いです。

第3章

保存期慢性腎不全の治療

1 腎不全の進行を遅くする

腎臓の働きが悪くなった腎不全の治療というと皆さんは透析と思われるかもしれませんが、透析は考えられる治療を尽くしてもなお、どうしても自分の腎臓では生命を保てなくなった状態で選択される治療法です。腎不全の治療の第一は、腎臓の働きが悪くならない（腎臓の働きが悪くなるのを防ぐ）ようにすることです。ここでは透析導入に至る前の慢性腎不全（保存期腎不全ともいいます）で、腎臓の働きが悪くなるスピードを緩める治療についてお話しします。

●腎臓の働きが悪くなるとはネフロンの数が減少すること

腎臓の働きが正常な人では、１日約１４０ℓの原尿（尿の元）を作り、そのうち99％が体に戻され、実際に排尿されるのは１日1.5ℓくらいになることはお話しました。この１４０ℓの原尿は、左右腎臓に計２００万個存在する糸球体という装置で作られています。そして１４０ℓの原尿の99％を体に戻すのは尿細管と呼ばれる管で、糸球体と尿細管及びそれに付随する部分全体を含めてネフロンと呼んでいます。糸球体では、血液が血管の特殊な膜と接していて、血圧が圧力となって、血液から尿の原料が膜を通して濾過され、原尿が作られます。透析でいえば、透析膜を通して水分が透析液の中に漏れ出す（濾過される）ことと同じ原理です。

腎臓の働きが悪くなるとは、実はこの原尿を作り、必要物質を体に戻すネフロン（尿の産生装置）の数がだんだん減って行くことなのです。

●過剰負荷がさらにネフロンの数を減らす

慢性腎不全は腎臓のいろいろな病気が原因になることはお話した通りですが、ここでは慢性糸球体腎炎を例にとってみましょう。

何らかの原因（免疫の病気が主体ですが）で腎炎が生じ、そのためにネフロンが壊れてしまったとします（壊れた糸球体は元には戻りません）。たとえば20万個の糸球体が壊れたとしますと、残りの180万個の糸球体で作られる原尿の中に、200万個の糸球体で処理していた老廃物を濾過しなければならなくなります。つまり、一つの糸球体あたりで老廃物を濾過する仕事の量を増やさなければならなくなります。

これを過剰負荷といいますが、この過剰負荷を受けて余計に働かされると、糸球体はそのために病変をきたして、やがて壊れてしまいます。つまり、働いている糸球体の数がまた減るわけです。こうした経過を繰り返して、糸球体の数が次第に減り、腎不全が進行するのです。尿細管も同じことで、残った尿細管にかかる仕事量が増えて、糸球体と同様に破壊されていきます。過剰な仕事が原因となる悪循環でネフロンの数が減少し、結果的に腎臓の働きが進行性に悪化していくのです。

●治療の原則は過剰負荷を軽減すること

このようなことから、過剰な負荷を避ける、あるいは軽減させれば、たとえ腎炎で20万個のネフロンが失われても、それから後のネフロン数の減少（腎機能の低下）は遅くすることができるはずです。こうした目的で以下の治療が行われます。

①血圧管理

過剰負荷の第一は高血圧です。血圧が高いと糸球体の血圧も高まり、膜に高い圧力がかかります。このためたくさんの尿の材料が濾過されることになるわけですが、これが過剰負荷そのものですから、糸球体にかかる血圧を低くするために全身血圧を低めに保つことが大切になるのです。

年齢によっても異なりますが、透析に入る前の慢性腎不全の患者さんの血圧は１３０／80（最高／最低）mmHg未満に保つようにします。さらに尿にたくさんのタンパク質が漏れている患者さんではより低く、１２５／75mmHg未満にした方がよいとされています。

このため、さまざまな降圧薬（血圧を下げる薬）が使われています。その中で注目されるのがアンジオテンシン変換酵素阻害薬という薬剤です。この薬は、糸球体にかかる血圧を全身の血圧とは別に下げる作用があります。全身の血圧の下がり方が比較的軽度でも、この薬を使うと糸球体にかかる血圧をより低く保つことができます。この薬の効果として、タンパク尿の量を減らしたり、腎不全の進行速度を遅くしたりすることが、とくに糖尿病を原疾患とする腎不全の患者さんで、証明されています。また、最近ではアンジオテンシン受容体拮抗薬という降圧薬にも同じような効果が証明されています。

②食事療法

糸球体を流れる血液の量が増えると、血圧が高いときと同じようにたくさんの尿の原料が膜を通って濾過され、過剰負荷となります。こうした血液量の増加の原因は、まず糖尿病の場合は高血糖です。したがって、高血糖とならないよう、食事中のカロリー（エネルギー）の制限やインスリンの適切な注射（血糖管理）が大切なわけです。

血液量の増加するもう一つの原因がタンパク質を食べることです。タンパク質は腸から吸収されてアミノ酸になります。このアミノ酸は糖と同じように、糸球体を流れる血液の量を増加させるのです。腎不全患者さんにタンパク制限をするのは、こうした糸球体を流れる血液の量を増やさないようにする（過剰負荷を避ける）ことが第一の目的です。腎不全の程度によっても異なりますが、体重１kgあたり0.6〜0.8g程度にするべきといわれています。しかし、0.5g以下でないと効果は得られないという先生もいます。ただ、こうしたタンパク制限食を続ける場合にはカロリーを高くとって（体重１kgあたり35㎉以上）、栄養が不足しないよう注意しなければなりません。

塩分は、血圧を上げるだけでなく、糸球体を流れる血液量も増やしますから、食事では、タンパク制限に加えて塩分の制限も行われます。1日6g以下を目安としますが、高血圧やむくみがあれば、5g以下に減らさなければならないこともあります。

過度の運動や肉体労働も糸球体の血液流量を増やす原因となるので、保存期の腎不全では好ましくありません。

③尿毒素の除去

ここでいう尿毒素とは、腎不全のため体にたまってくる老廃物のうち、腎臓の働きを悪くする作用をもつものです。腎不全になって老廃物がたまり、その老廃物がまた腎臓を悪くすれば、これは悪循環で、どんどん腎臓の働きは悪くなってしまいます。この悪循環は断ち切らなくてはいけません。こうした尿毒素のいくつかはすでにわかっていますから、これを除去する治療が行われています。

実際には活性炭に似た吸着薬を経口服用し、腸内で尿毒素やその原料を吸着して便中に排泄します。しかしたくさんの量を服用しなければならないのが難点です。また、便秘をしないことが大切です。さらに、ほかの薬を吸着して便中に出してしまう可能性があるので、ほかの薬とは間をあけて服用しなければなりません。

④ 貧血の改善

腎臓の働きが悪くなっておこる貧血（腎性貧血）の原因は、腎臓で作られる造血ホルモン（エリスロポエチン）が足りないことです。そこで、遺伝子組換えヒトエリスロポエチンを注射すると貧血を改善することができます。貧血は腎不全の進行を速めることから、貧血を改善することで腎不全の進行を抑えることができます。透析導入前の患者さんには、透析患者さんのように週3回というわけには行かず、多くて週1回、ふつうは2週間に1回の頻度で遺伝子組換えヒトエリスロポエチンを注射します。

2 合併症の予防と治療

腎不全患者さんは腎臓病だけでなく、心臓病や脳血管病、末梢血管病などの循環器疾患を高率で合併し、ときとしてこうした心臓血管病で命を失うことになります。血圧の管理や肥満の予防・塩分制限などの生活指導、貧血の改善、糖尿病の患者さんでは血糖の適切な管理は、こうした心臓血管病の予防と進行を抑えるためにも重要です。

3 対症療法

腎臓の働きが悪くなった結果、実際に現われる異常に対しての治療法で、腎臓の働きを保つことには大きな効果はありませんが、症状をやわらげる効果があることから、対症療法と呼ばれています。

① 利尿薬

体の中の水分（体液量）が増加すると、皮膚の下にはむくみ、お腹の中には腹水、胸には胸水、心臓のまわりには心嚢水が現われます。こうしたときは血圧は高く、肺にも水がたまり、肺水腫や心不全がおきかけています。

このような状況では、働きの悪くなった腎臓から少しでも水や塩分を排泄するよう利尿薬が使用されます。腎臓は血液から濾過して作った尿の元（原尿）の中の塩分や水の99％をもう一度血液の中に戻し（再吸収）、実際に尿中に排泄されるのはたった1％に過ぎないことはお話しましたが、利尿薬はこの99％の再吸収を減らして、原尿中の水や塩分をより多く尿に排泄させる薬剤です。代表的な利尿薬であるラシックスは透析に入っても、尿量の維持や増加を目的に使われます。

利尿薬は水と塩分だけではなく、カリウムなどの排泄も増加させます。この作用は、次

腎機能の低下を遅らせる治療

血圧の管理

○低めに保つ
○降圧薬の使用および選択
○自宅で血圧を確認

食事療法

○蛋白制限
○エネルギー(カロリー)を十分に摂取
○糖尿病の場合の血糖管理
○塩分制限

日常生活

○過労を避ける
○過度の運動、過度の肉体労働を避ける

尿毒素除去

○尿毒素を吸着・除去する製剤

その他

○血小板の作用を抑える
○脂質を正常化する

腎機能が低下して出現する異常への治療

利　尿　薬	← むくみ、胸水、腹水
カリウム交換樹脂	← 高カリウム血症
重　　曹	← 酸血症(アシドーシス)
カルシウム製剤	← 高リン血症
活性型ビタミンD剤	← ビタミンD不足
尿酸生成抑制剤	← 高尿酸血症
遺伝子組換えヒトエリスロポエチン	← 腎性貧血

に述べるカリウムが増加しているときには好都合ですが、そうでないときには利尿薬の連用でカリウムが不足してしまうことがあります。

②カリウム交換樹脂

カリウムは腎臓から排泄されるので、腎臓の働きが悪くなると多くの場合、カリウムが蓄積して血清のカリウムは上昇します（高カリウム血症）。これがひどくなると心臓が止まってしまうため、尿の代わりに便中にカリウムを排泄する薬（陽イオン交換樹脂）が使用されます。この薬はプラス（陽）イオンを結合するイオン交換樹脂で、腸の中で陽イオンであるカリウムと結合してそのまま便中に排泄し、カリウムを除去することができます。代表的な薬がカリメートで、透析患者さんでもカリウムの高い方にはよく使われます。

しかし、緊急時は薬を飲ませてのんびり待ってなどいられませんから、ブドウ糖とインスリンを点滴静注し、血液中のカリウムを一時的に細胞の中に追い込みます。こうして、血清のカリウムを下げ、時間稼ぎをして、その間にカリウムの体外への排泄をはかります。

③炭酸水素ナトリウム（重曹）

腎臓で十分にアルカリが産生されなくなると血液が酸性（酸血症＝アシドーシス）になってしまいます。血液が酸性になると、細胞の中から細胞の外にカリウムが追い出され、そのため血清中のカリウムも増加してしまいます。

アルカリは炭酸水素（重炭酸）ですから、炭酸水素ナトリウム（重曹）を経口服用すればアルカリが補われ、酸血症は改善されます。しかし重曹はナトリウムを含んでいますから、たくさんの重曹を内服することはできません。

④リン吸着薬

尿中に排泄されるべきリンが体内にたまると血清中のリンが増加し（高リン血症）、2次性副甲状腺機能亢進症や腎性骨異栄養症の原因になることはすでにお話しました。

高リン血症に対しては、腸の中でリンを吸着するリン吸着薬を内服します。炭酸カルシウムなどのカルシウム剤が広く用いられており、リンがカルシウムと腸管内で結合してリン酸カルシウムとなり、便中に排泄されます。

しかし、カルシウムの一部は腸から吸収されて血液に入ります。この影響で血清カルシウムや尿のカルシウム濃度が増加すると腎機能が悪化してしまうので、使用できる量は制限されます。

⑤活性型ビタミンD剤

腎臓の働きが悪化するとビタミンDが作られなくなり、2次性副甲状腺機能亢進症や腎性骨異栄養症など、リンがたまったのと同じような結果となります。不足したビタミンD

は、活性型ビタミンD剤を内服することで補います。

しかし、たくさんのビタミンDが補われると血清カルシウムや尿中カルシウム濃度が増加して、腎機能低下が加速されることになります。したがって、ビタミンDの使用量も制限を受けます。

⑥尿酸生成抑制薬

尿酸も尿素窒素やクレアチニンと同じように尿中に排泄されますから、腎臓の働きが悪くなると血中にたまってきます（高尿酸血症）。尿酸はあちこちの関節が痛む痛風という病気の原因になると同時に動脈硬化の原因にもなります。

血清中の尿酸を低下させるため、尿酸の尿中排泄を増加させる尿酸排泄促進薬がしばしば処方されますが、腎臓の悪い人にはもはや効果は望めません。そこで尿酸の産生を抑える尿酸生成抑制薬を内服します。この薬の代表はザイロリックで、透析患者さんにもしばしば使用されています。

このように、まず腎不全の進行を遅らせる治療を尽くし、今回お話したように腎臓が悪くなって出現する症状に対しては、対症療法を加えます。それでも日常生活が送れなくなった慢性腎不全患者さんは透析療法を導入することになります。

第4章

人工腎臓治療

さまざまな治療によっても腎臓の働きが低下し、対症療法を加えてもいろいろな症状が改善せず、日常生活に支障が生じると、いよいよ透析（人工腎臓治療）が必要になります。透析療法を開始することを透析への導入といいます。

1 透析導入基準

それではいつから透析を始めればよいのでしょうか。かつては、61ページの表に示した1972年の基準が長く用いられてきました。これは、それまでの治療が効果を発揮しなくなり、いろいろな症状がでてきたり、日常生活が困難になるなどがみられたら、透析を始めようという基準です。腎機能については、クレアチニンクリアランス10㎖／分（正常の1／10）以下、あるいは血清クレアチニン8㎎／dℓ、（正常は1㎎／dℓ）以上と定められていました。しかし、クレアチニンクリアランスという腎臓の働きを調べる方法は、腎臓の働きが悪くなると誤差が大きくなり、とくに外来で調べるには1日の尿を全量ためて（蓄尿）もらわなければならない手間もあり、血清クレアチニンがより便利な腎機能の指標とされました。クレアチニンは筋肉で作られる酵素ですから、やせていたり、女性、高齢や糖尿病の患者さんのように筋肉の量が少ない方ではクレアチニンの作られる量が少なく、筋肉の十分ある人では8㎎／dℓを超えるぐらい腎臓の働きが悪くなっていても、見かけ上

8㎎／dℓ未満にとどまることがあります。とくに腎不全患者さんに糖尿病や高齢者が増えてくると、透析が必要なほど腎臓の働きが悪いと考えられるのに、血清クレアチニンは8㎎／dℓに達しない方がたくさんみられるようになりました。基準では症状と活動力（日常生活）の評価だけで透析を開始してもよいことになってはいたのですが、もっとも大切な腎臓の働きがクレアチニン8㎎／dℓに達していないのに透析を始めるのはおかしい、という意見も一部にみられるようになり、新しい透析開始基準が考えられました。

61ページの表に示した新しい基準も症状と腎臓の働き、そして日常生活を参考に決定しますが、各々の項目に程度に応じて点数をつけ、客観性をもたせたのと、個々の患者さんの特徴によって点数を配分することで、糖尿病や高齢の患者さんにみられた問題点の解消をはかっています。以下に新しい基準について説明します。

●症状の項目

体液貯留とは、腎臓から尿となって排泄されるべき塩分や水が体の中にたまった状態で、全身のむくみ、肺にたまると呼吸困難や咳や痰、血の混じった痰などがでます。また血液が水で薄められて、血液の中のタンパク質の濃度が低くなります。

体液の異常とは、尿に排泄されるべきカリウムやリン、マグネシウムなどが血液中に異常にたまったり、腎臓で作られるアルカリが足りなくなり、血液が酸性になる状態です。ビタミンDが活性化されず、カルシウムが食べ物から吸収できずに血液のカルシウムが低くなるのもこの異常です。

消化器症状とは、尿毒素のためにまともな食事摂取や排便ができなくなる状態をいいます。

循環器症状は、水がたまって血圧が高くなったり、息切れ、息苦しい（とくに上を向いて寝ると苦しく、おき上がり背中を立てると息苦しさが楽になる）、胸が痛くなる、動悸がするなどの症状です。

神経症状は、ボーっとして意識を集中できないなどの軽い症状から、頭痛、痙攣や幻覚、意識を失うなどの重い症状まで、さまざまな段階でみられます。また、手足の感覚が低下したり、しびれ、いらいら、ムズムズ、灼熱感、動かしづらい、マヒなどの異常もみられます。

血液異常は、貧血による動悸・息切れ・疲労・倦怠感、鼻血や歯茎からの出血、下血、歯を磨くと出血するなどふだんみられない症状をいいます。

視力障害は、眼底の出血などで視力が低下したり、見える範囲（視野）が狭くなったり、白目に出血して赤目をきたしたりします。

こうした症状の項目がいくつあるかにより、10点から30点の点数が決まります。

●腎臓の働き（腎機能）

血清クレアチニンかクレアチニンクリアランスの値で、腎臓の働きの悪い順に30点から

1972年の透析導入基準

1. 保存療法で尿毒症状の改善が得られず、日常作業が困難となったとき
2. 次の1）～3）のうち2つ以上の条件のあるとき
   1）臨床症状（a～f のうち3項目以上）
      a. 乏尿あるいは夜間多尿
      b. 不眠・頭痛
      c. 悪心・嘔吐
      d. 腎性貧血
      e. 高度の高血圧
      f. 体液貯留（浮腫、肺うっ血など）
   2）腎機能
      クレアチニンクリアランス10ml／分 以下
      血清クレアチニン8mg／dl 以上
   3）活動力
      日常作業が困難

1991年の透析導入基準

1）臨床症状

以下のa～gのうち3項目以上あるものを高度(30点)、2項目を中度(20点)、1項目を軽度(10点)とする

a. 体液貯留（全身性浮腫、高度の低タンパク血症、肺水腫）
b. 体液異常（管理不能の電解質、酸塩基平衡異常）
c. 消化器症状（悪心、嘔吐、食思不振、下痢など）
d. 循環器症状（重篤な高血圧、心不全、心包炎）
e. 神経症状（中枢・末梢神経障害、精神障害）
f. 血液異常（高度の貧血症状、出血傾向）
g. 視力障害（尿毒症性網膜症、糖尿病性網膜症）

2）腎機能

血清クレアチニンmg／dl （クレアチニンクリアランスml／分）	点 数
8以上（10未満）	30
5～8未満（10～20未満）	20
3～5未満（20～30未満）	10

3）日常生活障害度

尿毒症状のため起床できないものを高度（30点）、
日常生活が著しく制限されるものを中度（20点）、
通勤、通学あるいは家庭内労働が困難となった場合を軽度（10点）とする。

1),2),3)60点以上を透析導入とする。

但し年少者(10歳未満),高齢者(65歳以上),全身性血管合併症のあるものについては10点を加算する

10点の点数が決まります。

●日常生活

日常生活にどれくらい影響が生じているかで、ひどい順に30点から10点の点数をつけます。

●総合判定

以上の、症状、腎臓の働き、日常生活の3点について判定した点数を合計し、満点は90点となります。もしこの段階で60点を超えていれば透析を開始すべきと判定されます。この段階で60点未満の場合は、患者さんの年齢、合併症を考慮し、10歳未満の小児、65歳以上の高齢者には10点を加点、また、糖尿病や高血圧、膠原病などで全身性に血管の異常がある（動脈硬化や血管炎など）と考えられる患者さんでも、同じく10点が加算されます。これらにより60点を超えた例でも、透析を開始します。

このように、最近では点数により客観的に透析を始める基準が決められています。60点以上になっても「まだ透析はいや」と、透析を拒否される方もいますが、こうした状態になると、腎臓だけでなく、心臓や肺、脳などほかの大切な臓器にも障害（異常）が生じる危険が高くなります。60点を超えたら早く透析に入り、そうした危険を避けるのが、これから後の長い透析生活を考えると賢明な選択といえます。

2 人工腎臓(透析)の原理

すでに透析生活を送られている方には、今さら透析の原理など失礼にあたるかもしれませんが、復習の意味をこめてもう一度勉強してみてください。

透析は「拡散」と「濾過」の2つの原理に立脚しています(67ページの図参照)。

①拡散

難しい言葉に思われるかもしれませんが、中学校の頃の理科の実験を思い出してください。セロファンの膜を境にして、濃い濃度の液と薄い濃度の液を接触させると、中に溶けている物質は濃い方から薄い方に、水は薄い方から濃い方に移動して、両方の溶液の濃さはやがて同じになります。これが拡散の原理です。

濃い塩水と薄い塩水を例にとると、塩は濃い方から薄い方に移り、水は薄い方から濃い方に移り、やがて同じ濃度の塩水となります。

透析ではセロファン膜の代わりに腹膜(腹膜透析の場合)や人工の透析膜(血液透析の場合)が使用され、濃い塩水が血液、薄い塩水が透析液という関係になります。腎不全になって、たとえば尿素窒素(UN)やクレアチニン、カリウム、リンなど、尿中への排泄が減少し血液中にたまって高濃度になっている物質は、透析液には含まれていない（濃度0）か、低濃度ですので、透析膜を通って血液中から透析液に移行します。そのままにしておくとやがて透析液の中のUNなどの濃度が増加して血液と同じ濃さになり、物質の移動は止まってしまいますので、透析液を入れ替える（腹膜透析の場合）、あるいは常に新しい透析液を循環させて（血液透析の場合）、血液から濃度の低い透析液への物質の移動が保たれるようにします。これを連続的に施行することで血液中にたまった多くの尿毒素を除去することができるわけです。

この原理は腎不全のため血液中に不足する物質を補う方法としても用いられます。たとえば、アルカリやカルシウムは腎不全で血液中に不足する代表的な物質です。アルカリとカルシウムを透析液の中に高い濃度となるよう入れておくと、血液中では低い濃度ですから、拡散によって透析液から血液へと移動して、血液中のこれらの物質の不足が補われるのです。

こうした拡散による物質の移動速度を決める因子には、血液と透析液中の物質濃度の差、透析膜の物質に対する移動抵抗（物質の通過をじゃまする力）、透析膜の大きさ（膜面積）、通過する物質の大きさなどがあります。

●浸透圧

さて、以上の説明では腎不全でたまる水がどのように除去されるのかがわかりませんでした。拡散の原理は腹膜透析時の水の除去にも応用されます。

血液の中にはいろいろな物質が溶けていて、この濃度はミリオスモルという単位で表され、血液中の物質の濃度をすべて加えた総和もまた同様にミリオスモルで表されます。透析膜を介して、濃い液（ミリオスモルの高い液）と薄い液（ミリオスモルの低い液）を接触させると、拡散の原理に基づき物質が移動するだけでなく、水も移動して両方の液の濃度（ミリオスモル）が同じになります。この水の移動する力を浸透圧といいます。

腹膜透析では、透析液に濃い濃度の糖を添加してミリオスモルの高い液とします。この高濃度の透析液と血液とが腹膜を介して接触すると、腎不全で蓄積した物質が血液から透析液に移動するのと同時に、濃度が同じとなるよう水も透析液に移行し、体内にたまった水の除去がはかられるのです。

腹膜透析液は糖濃度の濃さで3種類にわかれていますが、濃い糖濃度の透析液ほど水を除去する力（浸透圧）が高くなります。しかし高濃度の糖を含んだ透析液を使用する場合、透析液中の糖濃度は血液中の濃度よりも高いので、糖が透析液から血液に移行して、糖尿病の患者さんなどでは血糖が上昇することがあります。そのほかにも高い糖濃度の透析液には問題点がたくさんあって、水がたまればそれに応じて高い糖濃度の透析液を使えばよいというわけには行きません。詳しくは後でお話します。

② 濾過

腹膜透析で体内にたまった水分が除去される理屈はわかりましたが、血液透析ではどうなのでしょうか。血液透析ではこれからお話する濾過によって水分が除去されます。

濾過とは、セロファン膜を境に存在する2つの溶液の片方に圧力をかけると、セロファン膜を通って水と、セロファン膜を通過できる大きさの物質が対側の溶液に移動する現象です。圧力は陽圧でもよいし、対側の溶液に陰圧をかけても同じ結果となります。血液透析時には、血液側から透析液側へ向かう陰圧か陽圧のいずれかの濾過圧がかけられており、この濾過圧の強さにしたがって、血液中から透析液中に水分が移動するのです。

この場合、セロファン膜は正しくは濾過膜と呼ばれるべきですが、多くの場合透析膜に濾過膜の作用を兼ねさせていますので、特殊な治療（血液濾過療法など）時を除き、濾過の原理を活用する場合にも透析膜と呼ばれるのがふつうです。

濾過により水のほかにも膜を通過できる大きさの物質の移動がおこります。UNやクレアチニン、塩などの分子量（分子の大きさ）の小さな（100前後）物質は膜を効率よく通り、拡散の原理に加えて濾過の原理による物質の除去も行われています。β2―ミクログロブリンのような分子量の大きな（約1万2000）物質は拡散によっては膜を通過しにくいのですが、濾過では比較的通過しやすく、濾過はこうした拡散ではとりにくい分子量の大きな物質の除去にすぐれているという特徴が注目されています。

拡散の原理

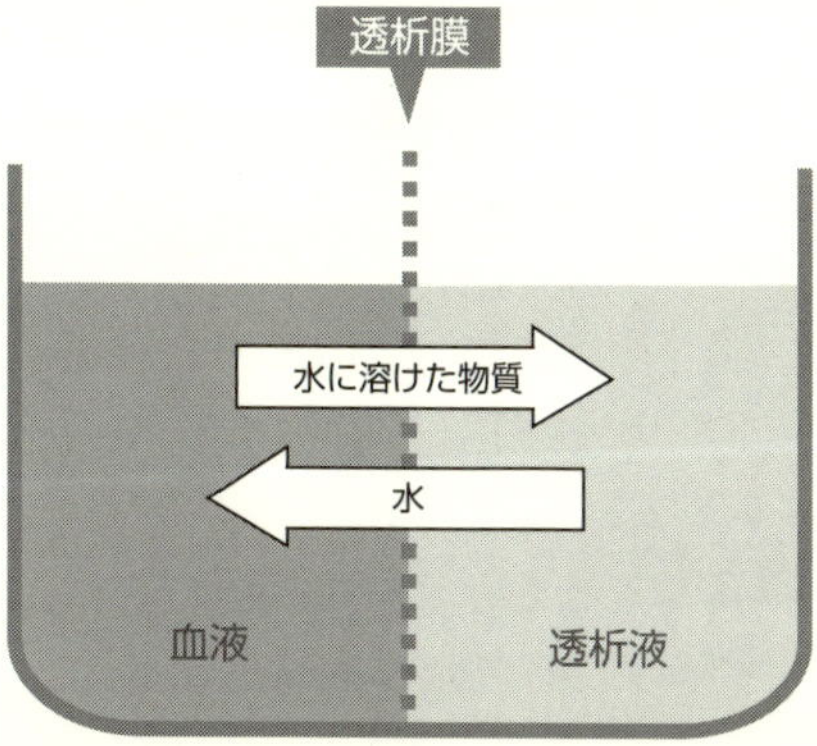
透析膜
水に溶けた物質
水
血液
透析液

濾過の原理

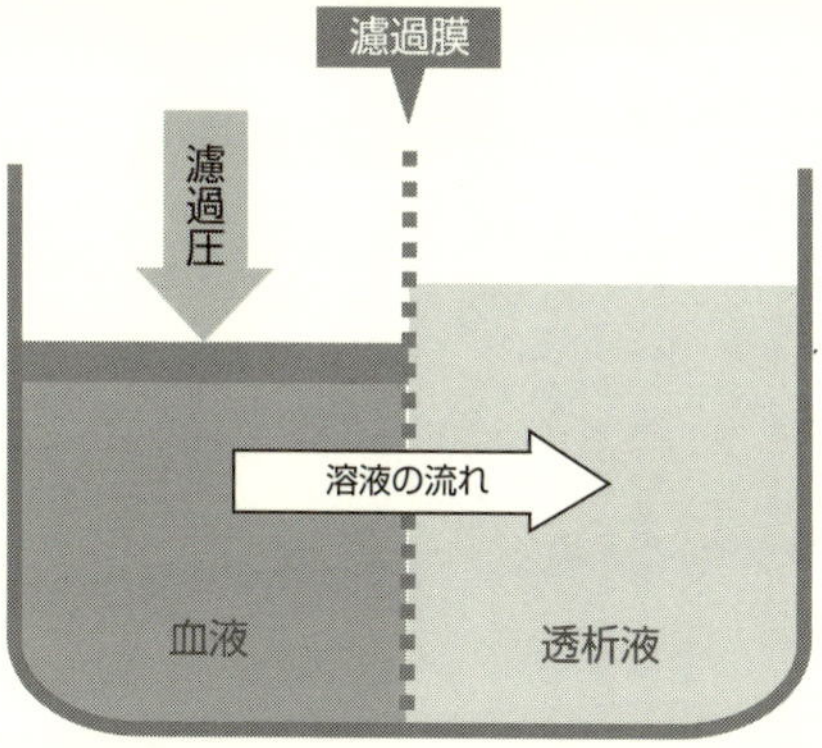
濾過膜
濾過圧
溶液の流れ
血液
透析液

濾過による物質除去速度を決定する因子には、水を通す速度、物質の通過に対する膜の抵抗などがあります。

腹膜透析でも、実は水の移動にしたがって濾過による物質の移動が生じています。糖濃度の高い透析液では除水量も多いので濾過による物質の除去も増えます。しかし、高い糖濃度の腹膜透析液に問題のあることは先ほどお話した通りです。

このように血液透析でも、腹膜透析でも、その治療には拡散と濾過の原理が応用されていることをおわかりいただけたと思います。

③ 透析と濾過の組合せと人工腎臓の分類─血液透析の類縁治療

血液透析と腹膜透析で血液がきれいになる原理、拡散と濾過をお話しました。しかし実際の治療（腹膜透析はとりあえず置いて、血液透析とその類縁の治療）では、透析と濾過が組合されており、その組合せの割合で治療方法が分類されています。そこで、組合せの割合による分類についてお話します。

《1》濾過だけの治療法

濾過だけの治療とは、透析膜（濾過膜）を介して、血液中の塩、カリウムなどの電解質、尿素窒素、クレアチニン、尿酸などの老廃物を含む水分を膜の外に圧力で押し出し、体外に排泄する方法で、広く血液濾過と呼ばれます（67ページの図参照）。

体外に排泄される水分に含まれる物質は濾過膜の孔の大きさや形状により決定されます。孔が大きければ分子量（分子の大きさ）の大きなβ2−ミクログロブリン（ＢＭＧ）なども分子量の小さな尿素窒素やクレアチニンと同じように膜を通って排泄されます。

しかし孔が大きすぎると、生体にとってはとても大事な物質（アルブミンなど）も膜を通って捨てられてしまい、大変なことになります。したがって、現在ではＢＭＧはなるべくたくさん通して、アルブミンはほとんど通さないような孔をもつ濾過膜が好んで使われます。

血液濾過は体外に余分な水分や塩分を排泄するだけの治療法（ＥＣＵＭ）と、体外に排泄した水分や塩（電解質）を補う治療法（狭い意味での血液濾過）の2つに大別されます。

●ECUM

ＥＣＵＭとは、体外循環による限外濾過法（Extra-Corporeal Ultrafiltration Method）の頭文字をとった名前です。体外循環によって主に余分な水分や塩分を体の外に追い出すだけの治療法で、心不全や降圧薬では管理できない高血圧を治療する目的で施行されます。

お正月や誕生日などでつい食べすぎ、飲み過ぎてしまい、息苦しくて寝ていられない、血圧が異常に高い、体重がすごく増えてしまった、などの緊急時に通常の透析患者さんもお世話になる（なった？）治療法です。水分を体の外に出すだけですから、透析液も、後でお話する補充液（置換液）も不要です。

透析器の外に濾過されてくる水分が直接体の中から除去された余分な水分で、通常2ℓ以上が除去され、重症な患者さんでは5ℓ除去しても平気だったなどという話も聞きます。つまりその水分量だけ体に余分だったのです。

●血液濾過

前述の治療では、余分な水や塩はとれますが、やがて余分な部分がなくなると、それ以上除去しようとすると血圧が下がり、ショックに陥ってしまいます。これは体には一定レベルの水や塩が必要で、それ以上はとれないことを意味しています。

ところが、尿素窒素やクレアチニンなどの老廃物はどんどん排泄して体をきれいにしてやらなければなりません。そこで、足りなくなる水分や塩分を点滴で補って、水や塩は欠乏しないようにしてやり、濾過は続けてほかの老廃物はもっととってやろうという治療法が生まれました。これが狭い意味で使われる血液濾過（Hemofiltration:HF）です（71ページの図参照）。

ＨＦでは濾過でいろいろな老廃物を含む水分を体の外に排泄し、その代わりに健康人の血液濃度に近い組成の液（補充液）を点滴し、水分、塩分などが不足しないようにしています。この補充液の中には、カルシウムやアルカリなど腎不全で不足する成分も含まれており、点滴することで体内に補充します。

ECUM(上)とHF(下)の概念図

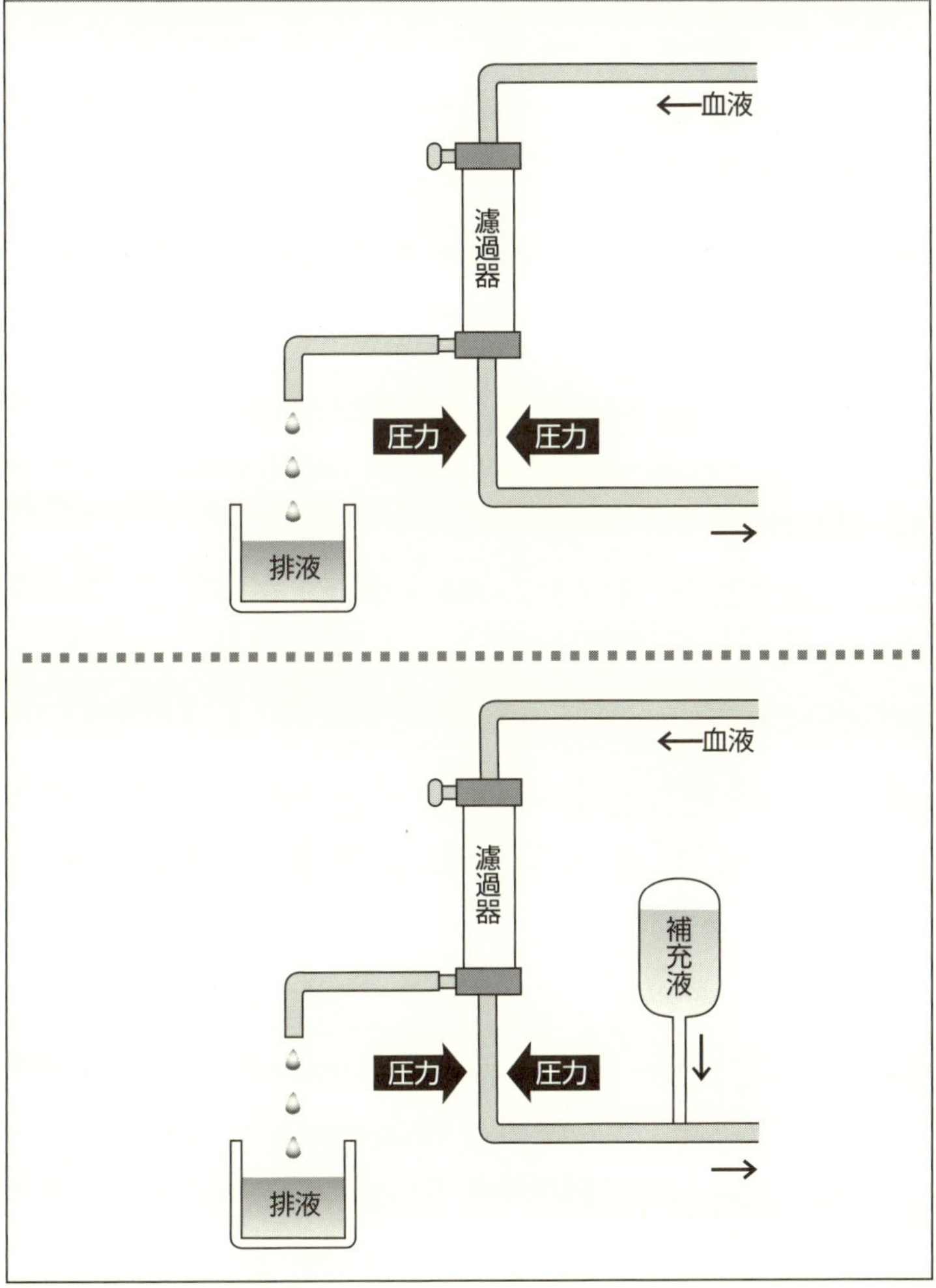

濾過をたくさんすればするほど透析器（濾過器）から排泄される老廃物の量は増えますが、通常血液流量の30％ぐらいが濾過の限界といわれています。濾過は血液の中から水分を絞り出すのですから、あまり絞ると血液が濃くなりすぎて、透析器（濾過器）が詰まってしまうからです。

血液流量200㎖／分の人では、濾過流量（濾過器からでてくる老廃物を含む水分の量）は約60㎖／分、5時間の治療で18ℓとなります。これは体重60kgの患者さんの体の中の全

血液濾過用の補充液組成

Na	140.0mEq/l
K	2.0mEq/l
Ca	3.5mEq/l
Mg	1.0mEq/l
Cl	111.0mEq/l
重炭酸	35.0mEq/l
酢酸	3.5mEq/l
ブドウ糖	100.0mg/dl

水分量36ℓのおよそ半分にあたり、5時間治療で体のよごれた水分の約半分がきれいな水分と置き換えられたことを意味しています。このとき使用される補充液は、18ℓから体重増加量を引いた量、たとえば2kgの体重増加であれば16ℓとなります。

血液濾過は老廃物の除去が緩徐に行われるため、治療中の血圧低下や頭痛、吐き気などのいわゆる不均衡症候群がおこりにくく、とくに緑内障を合併して、ふつうの血液透析ではひどい頭痛・眼痛や吐き気のでる患者さんにはきわめて有効です。また、$\beta 2$―ミクログロブリンなどの分子量の大きな老廃物の除去能も比較的高いとされています。

難点は血液流量に対して30％しか濾液流量がとれない点です。シャントの具合が悪い人や、循環系の合併症から高い血液流量のとれない人では治療に長時間が必要となります。

しかし、救命センターに入院するような全身状態がひどく悪い人には、逆に24時間ずっとＣＨＦを行い、これを何日も続けることで、血圧が下がったりする副作用なしに、余分な水、塩あるいは老廃物の除去が可能です（持続的血液濾過／Continuous HF:CHF）。ＣＨＦは救急医療の新しい治療手段として、全国各地の救命センターや集中治療室（ＩＣＵ）で使用されています。

《2》拡散と濾過を組合せた治療法

「拡散と濾過を組合せた治療」と書くと皆さんの中には、ふつうの透析だって拡散と濾過を組合せているではないか、と疑問をもたれる方もおいでかと思います。しかし、ふつうの透析は拡散が主で、濾過は除水（増えてきた体重、つまり余分な体液を透析液の中に捨てる）のみに利用される従の関係です。

ここでお話するのは、拡散も濾過も対等に仕事をする人工腎臓の治療法、血液透析濾過についてです。

●血液透析濾過（ＨＤＦ）

血液透析濾過は、透析濾過器（高性能の透析器をイメージしてください）に導かれた血液を、透析液との膜を介した接触により拡散の原理できれいにします。同時に膜にかけられた濾過圧により水分や塩、尿毒素などを含む濾液を透析液に排泄し、そして補充液を注入して排泄により不足した水分・塩分を補います（75ページの図参照）。

つまりふつうの透析（hemodialysis:HD）と、前項でお話した血液濾過（ＨＦ）を同時に行うことになるので、血液透析濾過（hemodiafiltration:HDF）と呼称されています。

◎ＨＤＦの特徴

ふつうの透析（ＨＤ）とＨＦを同時に施行するのですから、当然人工腎臓としての性能（有害物質をとり除くスピード）が向上します。

ＨＦはβ2－ミクログロブリン（ＢＭＧ）など分子量の大きな老廃物の除去能はＨＤに比べて高いのですが、血液流量の30％しか濾液流量をとれない関係で、ＢＵＮやクレアチニン

HDFの概念図

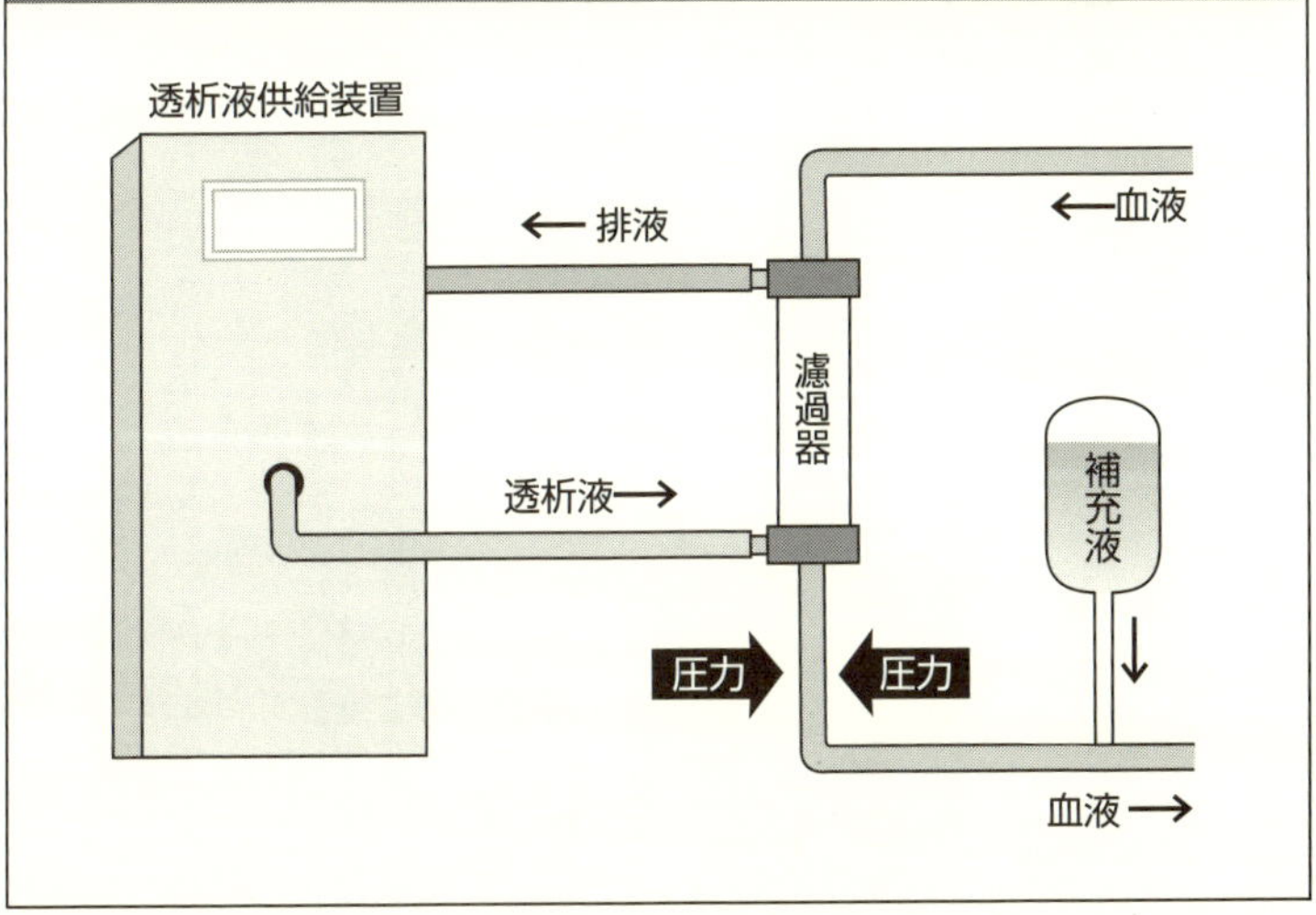

など分子量の小さな老廃物の除去スピードは遅い欠点がありました。逆に、ＨＤでは分子量の大きな老廃物の除去能が悪いのが短所とされるわけです。

ところがＨＤＦでは両者の長所が両者の欠点を補い合って、分子量の小さい尿毒素から分子量の大きな有害物質まで、能率（効率）よく除去することができます。

こうした特徴から、一時ＨＤＦは短時間治療にさかんに応用されました。しかしその後の研究で、治療時間はなるべく長くとった方が治療効果の高いことがわかってきたので、短時間治療への応用は現在では下火となっています。

といっても、一般的にはＨＤと比較すると、同じ治療時間であればＨＤＦの方が有害物質の除去効果は高い、と考えてよいでしょう。とくにＨＤＦはＨＤに比べてＢＭＧのような分子量の大きな物質の除去効果が高いので、ＢＭＧの蓄積が原因となる透析アミロイドーシスを合併する患者さんに応用される機会が増加しています。

◎ＨＤＦの実際

透析液流量や血液流量などはＨＤと同様に設定されます。

濾液流量と補充液量は、患者さんの状態やＨＤＦの施行目的によって変化しますが、一般には、一治療あたり10ℓ程度の補充液を使用します。ＨＦの部分による物質除去効果を高めるためにはなるべくたくさんの濾液を排泄し、補充液を注入した方が有利なのですが、ＨＦでも18～20ℓの補充液使用が標準的ですので、その半分ぐらいの10ℓが目安として用いられてきました。

もちろん20ℓの補充液を使用してＨＤＦを行うことも、医学的には可能です。逆に5ℓ以下の少量の補充を行う場合をミニＨＤＦなどと呼ぶ場合もあります。

補充液はすでに紹介したような成分からなる、1ℓのビン、あるいは2ℓのバッグに入った市販の液を使用します。

●ＨＤＦの変法

ＨＤＦも、ＨＦと同じように、全身状態が悪い患者さんに対して、24時間持続して何日間も施行する持続緩徐式血液透析濾過（Continuous HDF）が救命センターや集中治療室で効果を発揮しています。

また、補充液にビンやバッグに入った薬剤ではなく、滅菌した透析液を用いる方法もあります。この方法だと、10ℓ、20ℓというように補充液使用量を心配しないで、大量の補充液を使用して、除去効率の高い治療を行うことができます。こうしたHDFは施行方法により大量置換HDFやpush and pull HDFなどと呼ばれています。

◎AFB

AFBは特殊な組成の透析液と補充液を使用するHDFの変法で、acetate free biofiltrationの略称です。これは、透析液の中に通常含まれているアルカリの素となる酢酸(アセテート)を透析液からとり除いてしまい、アルカリは補充液のみから補おうとする治療法です。AFBで使用される透析液と補充液の組成を表に示しますが、以前示した補充液の組成とはずいぶん違った単純な内容になっていることに気づかれると思います。表の中で、重炭酸がアルカリを示しており、この濃度は前回の35に比べて166mEq/ℓとずいぶん高くなっています。透析液の方には酢酸も重炭酸もアルカリの素はいっさい含まれていません。これが通常の透析液の組成との大きな違いです。

AFBでは、アルカリを補充液に移したので、補充液の使用量を調節することで自由に血液のアルカリ化をコントロールすることができます。ですから、血液が過度に酸性になり、通常の透析では十分に中性に戻せないような患者さんにAFBが用いられます。

AFB用透析液と補充液の組成

透析液	Na	139.0mEq/l
	K	2.0mEq/l
	Ca	3.3mEq/l
	Mg	1.0mEq/l
	Cl	145.3mEq/l
	ブドウ糖	100.0mg/dl
補充液	Na	166.0mEq/l
	重炭酸	166.0mEq/l

また、酢酸に対する感受性の高い、あるいは酢酸の代謝（分解）が遅い患者さんでは、透析中酢酸が血圧を低下させるなど不快な症状の原因となる場合があるので、ＡＦＢがこうした症状の防止に有効とされています。

《3》主に拡散を用いる治療法

●血液透析

拡散を主とし、濾過を従とする治療法が血液透析です。

血液透析の分類	
● 導入透析と維持透析	● 高ナトリウム透析
● 短時間頻回透析	● 低カリウム透析
● 入院透析と通院(外来)透析	● 低カルシウム透析
● 濃厚透析	● 無カルシウム透析
● 連日短時間透析	● 低温透析
● 在宅透析と施設透析	● 無抗凝固薬透析
●重炭酸透析と酢酸透析	

透析では拡散による有害物質の除去が主たる作用ですが、余分な水分の除去には濾過が利用されるので、濾過に伴い少しですが体内にたまった物質も水分と一緒に除去されます。血液透析は、施行時期、頻度、時間、使用する透析液の種類、温度などにより、さまざまに分類されます。

●血液透析の分類

◎導入透析と維持透析

導入透析はこれから透析を始めようと(導入しようと)する患者さんに施行される透析をいいます。導入期とは通常、透析を開始してから1か月ぐらいの期間をいいます。透析を始めてたまっていた有害物質を除去し、不足していた物質を補い、食事を透析食に変更し、薬を調節して社会復帰するまでの期間を思い描いてください。

この期間は透析に慣れる、運転免許でいえば「若葉マーク」の時期ですから、透析にもいろいろ工夫が払われます。代表的なのが、最初の4〜6回の透析です。いっぺんに血液をきれいにしてしまうと、血液と脳細胞の有害物質の濃度差が大きくなり、頭痛や痙攣、ときには意識障害などの症状（透析不均衡症候群）がみられることがあるので、最初は血液流量をゆっくりととり、時間も2時間程度と短時間にとどめ、その代わり連日行う、短時間頻回透析が選択されます。この場合は、通常膜面積の小さな透析器が使用されます。

これに対して、維持透析は導入期から移行期を経て、安定期に施行される透析を指し、残された腎臓の働き（残腎機能）や食事量、体格、検査値、社会生活などから適切な透析回数と透析時間、血液流量、透析器膜面積、基準体重（ドライウエイト）などが定められます。通常1回4〜5時間、週2〜3回の治療が、血液流量約200㎖／分の条件で行われます。

◎入院透析と通院（外来）透析

文字通り、入院して透析を受ける場合と、通院して透析を受ける場合の違いです。通院透析は外来透析ともいいます。

◎濃厚透析

濃厚透析は、通常の維持透析よりも透析時間や透析の回数を増加させて、より濃密な透析を行うことをいいます。維持透析で得られる週あたりの腎臓の働きは健康者の5分の1から7分の1に過ぎません。したがって、維持透析では除去しきれない毒素がたまって危険な合併症を引きおこすことがあり、尿毒症性心膜炎という病気がこの代表例です。この病気では心臓を包む袋（心嚢）の中に血液を含んだ体液がたまり、この液が心臓の動きのじゃまをして、最悪の場合心臓をとめてしまいます。こうした合併症が疑われたら、連日長時間の透析を行って水分や毒素を除去し、心嚢の中の体液が減少するよう治療します。

◎連日短時間透析

連日行うのは濃厚透析と同じですが、透析時間を2時間程度に短縮し、週あたりの透析時間は通常の維持透析と同程度に保つ治療法です。連日透析することで体重増加が少なく、血圧も上昇せず、透析中の不均衡症候群が減り、栄養状態がよくなり、貧血の改善や薬剤投与量の減少などが得られ、生活の質（ＱＯＬ）も向上すると報告されています。しかし連日透析をしなければならないのが逆に欠点ともいえます。

◎在宅透析と施設透析

透析を自宅（あるいは居住場所）で行うか、病院・診療所などの医療施設で行うかの相違です。前述の連日短時間透析などは在宅で行うことで通院の負担が減ると期待されています。

◎昼間透析と夜間透析

透析時間帯を、昼間とするか、夜間とするかの相違です。一般に夜間透析は社会復帰している患者さんに好まれます。昼間透析も開始時間により、午前透析、午後透析などと区分されています。

◎重炭酸透析と酢酸透析

透析液に含まれるアルカリ剤に炭酸水素ナトリウム（重炭酸ナトリウムあるいは重曹）を使用しているか、酢酸を使用しているかの違いです。透析液の中のアルカリ剤は透析膜を通過して血液に入り、酸性に傾いた血液を正常の弱アルカリ性に戻す作用があり、これに炭酸水素ナトリウムを用いた透析液を重炭酸透析液、酢酸を使用した透析液を酢酸透析液といい、重炭酸透析は重炭酸透析液を、酢酸透析は酢酸透析液を使用した透析といいかえることもできます。

酢酸は体の中にとり込まれて重炭酸になり、アルカリ作用を発揮しますが、酢酸から重炭酸へ変わる速度の遅い患者さんがいて、そうした患者さんでは酢酸が血液の中にたくさんたまってしまいます（酢酸不耐症）。高い濃度の酢酸は心臓の働きを弱め、血管を広げる作用があり、透析中に血圧が下がる、気分が悪くなるなどの広い意味の透析不均衡症候群の原因となります。このため、ほとんどの透析施設で重炭酸透析が選択されるようになりました。

◎高ナトリウム（Na）透析

Na濃度を１４５mEq／ℓ以上に高くした透析液を使用する透析をいいます。透析液のNa濃度を高くすると、細胞の中の水分が早く血管の中に移動し、透析中に血圧が低下しにくい、あるいはたくさんの水分を除去できる利点があります。しかし欠点はのどが渇き、透析と透析の間の水分摂取量が増える、血圧が上がるなどの点です。

こうした欠点をできるだけ防止して高Na透析の効果を得るため、透析の最初はNa濃度を高くし、次第に濃度を低下させて終了時には通常のNa濃度とする方法や、30分おきに高Naと正Na濃度の透析液を交互に使用する方法、血管内の水分を監視し、水分が減少して血圧が低下しそうになったときにNa濃度を高める方法など、各種の変法が考案されています。

◎低カリウム透析

透析液のカリウム濃度を2mEq／ℓ未満に下げ、高カリウム血症を治療、予防する方法です。体の中の細胞が大量に壊れ、細胞の中からたくさんのカリウムが血液中に流れこむような合併症時に選択されます。

◎低カルシウム透析

透析液のカルシウム濃度を2.5mEq／ℓ以下に下げた透析液を使用し、高カルシウム血症を治療、予防する方法です。2.5mEq／ℓの透析液は通常の維持透析でもよく使用されます。一方、高カルシウム血症が高度な場合、カルシウムを含まない透析液も使用されます（無カルシウム透析）。悪性腫瘍が骨に転移して骨を破壊した場合や、骨を溶かすホルモンを大量に分泌した場合などに用いられます。

◎低温透析

36度C以下に透析液の温度を下げる透析方法です。透析液温が下がると血管が収縮して血圧が下がりにくくなります。これを利用して、透析中に血圧の下がりやすい患者さんに応用されますが、寒さを感じたり、震えをきたす欠点もあります。

◎無抗凝固薬透析

血液透析には透析中血液が固まらないよう、血液が固まる（凝固）のを防止する薬剤（抗凝固薬）が使用されます。しかし、手術直前や直後の患者さん、胃潰瘍など出血している病変を合併した患者さんでは、抗凝固薬を使用することで出血の危険性を高めてしまう場合があります。こうしたときには、抗凝固薬を使用しないで透析を行うことがあります。その場合は、透析中に頻回に生食（生理食塩水）で回路の中を洗浄するなどの特殊な操作を行うことになります。

3 人工腎臓（血液透析）に使用される器材

人工腎臓の原理に続いて、人工腎臓（透析）に用いられる器材や薬剤を紹介します。まず、人工腎治療の心臓部ともいえる血液透析器から始めます。

① 透析器の構成と形状

血液透析器（ダイアライザ）は、透析膜、血液の流路、透析液の流路、それらの支持部、外装部などから成り立っています。単純化すると、血液流路、透析膜、透析液流路の３つに分けられ、これをどういう形にするかで、大きく3つの形態に分類されます。

●コイル型

透析膜でできた袋を想像してください。この袋を巻いてコイル状にしたのがコイル型透析器で（86ページの図参照）、袋の両端についた血液の出入り口から血液が一方通行に流れます。透析液は巻かれた袋の間を血液とは逆の方向に流れ、血液と透析液の間で透析膜を介して拡散と濾過の原理で透析が行われます。

単純な構造をしており、工場生産して出荷できますから、透析療法の初期から１９７０年代後半まで広く使用されました。透析療法の父といわれるアメリカ（オランダのご出身ですが）のコルフ先生が原型を作られたので、

中空糸型透析器の構造

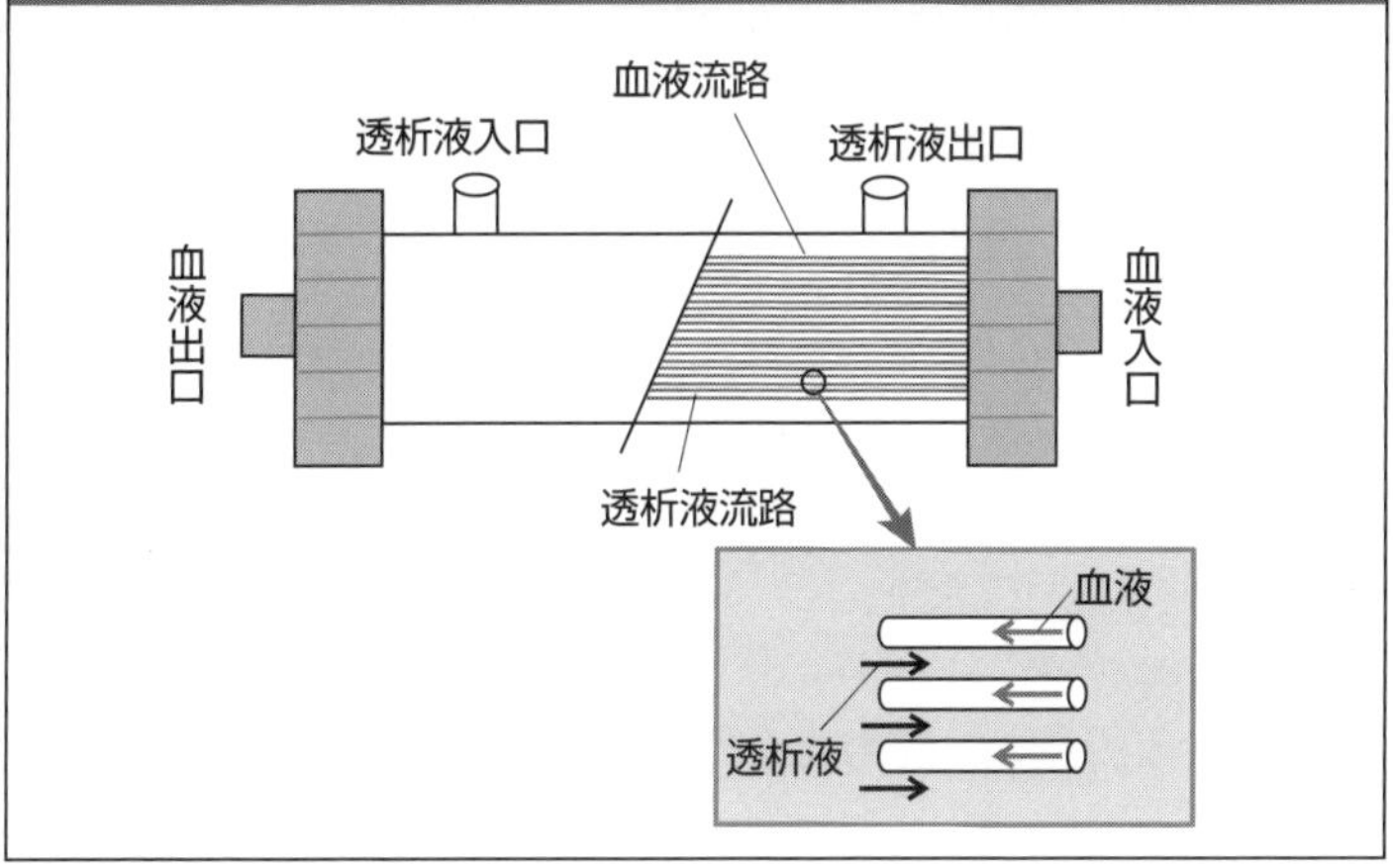

コルフ型人工腎とも呼ばれています。

欧米から輸入されただけでなく、日本でも設計や工場生産され多くの患者さんに使用されました。濾過のところで説明しましたが、除水をするには血液側に陽圧、あるいは透析液側に陰圧をかけなければなりません。当時はもっとも簡便に、血液の出口回路をクレンメ（回路をはさみこむ洗濯ばさみみたいな道具）で絞め、陽圧を透析膜にかけ、除水をしました。しかしコイル型透析器の血液流路は袋ですから、出口に圧力をかけると袋がふくらんでしまい、通常は２００㎖程度しか血液の入らない袋に４００㎖もの血液がたまって、血圧が下がってしまうなどというエピソードが日常茶飯事でした。

また、陽圧をかけると袋が破れ、出血

血液透析器の形状と分類

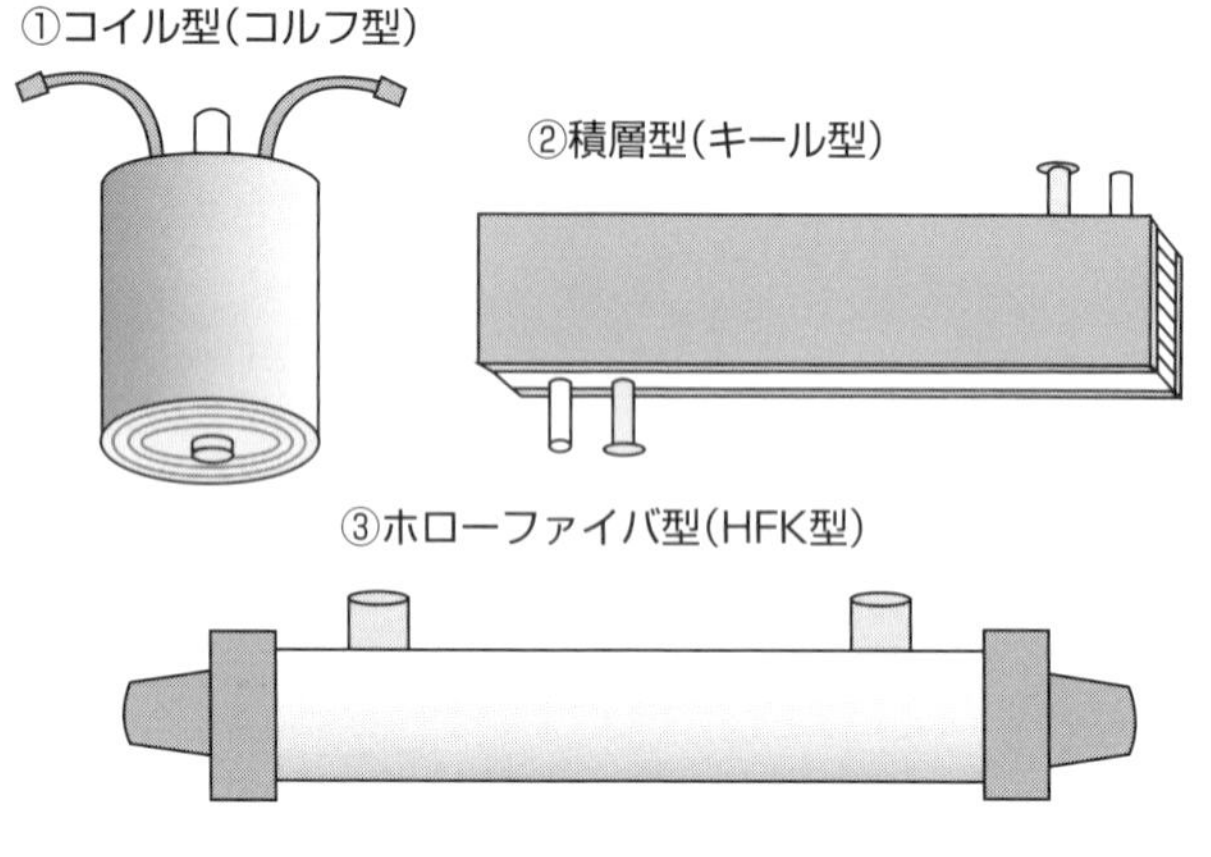

（リーク）して透析液が真っ赤になってしまい、直ちに透析を中止して輸血をするなどという事態もけっしてまれではありませんでした。残血も多く、貧血の高度であった当時の患者さんには、どうやってコイルの中の残血やリークを少なくするかが大きな課題でした。

●平板型

四角形に切った2枚の透析膜を板に張り、透析膜の間に血液を流します。透析液は2枚の透析膜の外側を流し、透析を行います。実際には、膜を2枚1組で何枚も張り重ね、それらでできる血液流路の各外側を透析液流路として透析液を流すので、平板が重なり合った形の透析器となります。このため、積層型透析器とも呼ばれますし、原型を作った医師の名前をとってキール型と呼ばれました。

1972年頃までは、このキール板に透析のたびに透析膜を何枚も張り、実際に血液流路に充填した液が漏れないか、また透析液が漏れないかを確認して透析が行われました。濾過をするのはコイル型と同じですから、圧をかけすぎると血液が流路から漏れだしたり、膜がリークし、大出血になることもよく経験されたそうです。

当時はこのキール型透析装置への膜張りができるようになると、透析医師として一人前として扱われたそうですが、残念ながら筆者は見学をしたことはありますが、膜張りの経験はありません。透析が終わると、膜をはずし、装置をまず水で十分洗浄して、消毒、次回の透析に備えるという大変な作業がありました。洗浄するための専用の部屋が透析室に備えられていたのもこのためです。

こうした手作りのキール型透析器とは別に、工場生産された平板型透析器が、ヨーロッパから輸入されていました。外観が長方形で、細長かったり、厚い箱のようだったりと特徴がありましたから、ご記憶の方も多いと思います。現在でも一部輸入された平板型透析器が使用されています。

●中空糸型

現在の透析器の主流をなす円筒形の透析器で、中空糸を表すホローファイバ型透析器（HFK）とも呼ばれます（85・86ページの図参照）。透析器の中には、真ん中に穴のあいたストローのような糸が約1万本入っていて、その糸の穴の中を血液が流れます。透析液は糸の外を血液とは反対方向に流れ、糸を透析膜として透析が行われます。

中空糸型透析器では、濾過圧をかけても中空糸がふくらんだりせず、たとえ破れても、一本の糸の中を流れている血液量は少量ですから、大きな出血事故となることはありません。

また、透析器の中を流れる血液の量に対する、透析液が接触する面積（膜面積）をもっとも大きくすることができる長所をもちます。透析の効率は膜面積により決定され、膜面積が大きいほど能率のよい透析ができます。

コイル型や平板型透析器では、膜面積を大きくしようとすると、透析器の中を流れる血液の量を多くしなければなりませんでした。しかし、大きな袋（膜面積の大きい）にたくさんの血液が閉じこめられると、それだけ体の中を流れる血液が減り、血圧が下がりやすいなどの問題点があったのです。

ところが中空糸型では、細い糸の中を流れる血液は小量ですが、たくさんある中空糸の表面積の総和が膜面積となるので、少ない血液量で、もっとも多い膜面積を達成することが可能となります。これは、透析器自体を小型化することにもなります。

こうした長所から、１９７０年代後半以降は、ほとんどの透析器が中空糸型透析器となりました。

② 透析膜

透析器で実際に透析の働きを担う透析膜を考えてみたいと思います。

透析膜に求められる働きは大きく以下の４つに分けることができます。

●物質を能率よく通過させる

透析膜は血液と透析液が膜の表と裏に接触し、血液から尿毒症物質（老廃物）が透析液側に、透析液からアルカリなどの体内欠乏物質が血液側に移動する仲立ちをする機能をもちます。したがって、これらの物質が能率よく移動できる性能が第一に求められます。

●生体に必要な物質は通過させせない

しかし、老廃物であれば何でも透析液の中に捨ててよいわけではありません。尿毒症物質にはさまざまなものがあり、大きさも小さいものから、大きなものまで多様です。物質の大きさの目安として用いられる単位に分子量があります。分子量が小さいとその物質の大きさも小さい、分子量が大きければ物質の大きさも大きいと、ほぼ考えることができます。この分子量で代表的な尿毒素の大きさを測ってみますと、表に示したように、小から大まで広く分布します。透析ではこの尿毒素をすべてとり除きたいのですが、尿毒素の分子量と同じぐらいの分子量に、とり除かれては困る、生体にはどうしても必要な物質があります。その代表がアルブミン（栄養の指標：分子量約6万）とかグロブリン（免疫の指標：分子量10万以上）というタンパク質です。したがって、透

尿毒素の大きさ(分子量)

		分子量
尿毒素	ナトリウム	23
	カリウム	39
	水	18
	尿素	60
	クレアチニン	113
	尿酸	168
	β_2-ミクログロブリン	11800
	α_1-ミクログロブリン	33000

析膜は尿毒素は能率よく通過させて除去する一方、分子量6万以上には生体に必要な物質が含まれているので、これらの大きさの物質は除去しては困ることになります。

●体に不要なものは透析液から透過させない

同じことは透析液から血液への物質の流れについても考えられます。透析液から血液に補われる物質はアルカリとカルシウムです。一方透析液の中には、細菌汚染の結果生じる毒素が含まれている場合があります。最近までこの毒素は分子量が大変大きいので、透析膜を通過することはないと考えられていました。しかし、毒素そのものは通過しなくても、毒素の作用を伝達する物質は通過することがわかってきました。したがって、こうした細菌毒素や毒素由来の物質はできるだけ透析液から通過させない特徴が望まれるようになりました。

●異物作用が軽度

透析膜は血液や生体にとっては異物（自己以外の物質）です。血液が異物に触れると、血液はやがて固まることは皆さんよくご存じでしょう。これは異物に触れた結果、生体に異物反応がおき、血液の凝固系が働いて血液が固まるのです。これと同じことが透析膜と血液との接触に際しても出現します。

血液が異物である透析膜と接触すると血液が凝固するだけでなく、血液（生体）には以下のような反応がみられます。

血小板は刺激されて膜の表面につきやすくなりますが、膜にくっつかない血小板がお互いにくっつき合って固まり（凝集塊）を作り、この凝集塊がそのまま回路を通って体の中に戻ってしまいます。

さらに細菌を殺す反応も始動します。これは透析膜を免疫系が細菌と誤認するためで、この誤認により透析のたびに免疫（補体）系が作動し、白血球が刺激され、肺の血管に集まったり、白血球から細菌を殺す物質が放出されます。

また、キニンという物質も異物反応で作られ、血圧を下げたり、腸の運動を変化させたりします。

その他にもいろいろな反応がありますが、こうした異物反応が透析中の不快な症状や、長い間透析を続けていくうちに出現してくる合併症の原因となっている可能性があります。

そこで、なるべくこうした異物反応がおきにくい、生体に対する異物作用の弱い膜が好ましいと考えられるようになりました。こうした異物反応が少ない膜を、生体とのなじみがよい、という意味で生体適合性が高い（よい）膜といっています。

●透析膜の進歩

以上の4つの働きを満たすよう透析膜は進歩を遂げてきました。

能率よく物質を通過させるには、膜の厚さを薄くするのが効果的ですから、透析膜は一時薄膜が流行しました。分子量の大きな尿毒素を除去するには膜の孔を大きくするのが効果的ですから、孔を大きくする一方、大きすぎると体の中のアルブミンやグロブリンが漏れだしてしまうので、ちょうどよい孔の大きさや数が検討されました。

膜の異物反応は膜材料の種類が大きな影響をもつことから、膜の材料に多種の素材が使われるようになりました。そして、膜の材料や孔の開け方で、透析液から血液への細菌関連物質の通過も変化することがわかってきました。

こうした進歩の過程で、透析膜の働きは実は腎臓の糸球体で血液から尿を濾し分ける糸球体基底膜と同じであることが注目され、糸球体基底膜と同じように物資を除去し、糸球体基底膜と同じような高い生体適合性をもつ透析膜（ハイパフォーマンス透析膜）を開発していこうという目標が掲げられました。

●透析膜の材料

こうした進歩の過程を透析膜材料の変化から振り返ってみたいと思います。

半世紀前、血液透析が救命に初めて成功したときに用いられた透析膜はセロファンに近い膜だったそうです。透析が普及し始めた頃から長く使用されてきたのがセルロース膜です。セルロースは綿花や針葉樹から作られる繊維で、原料から天然繊維膜と呼ばれています。天然繊維は加工の仕方により、再生セルロース、セルロースアセテート、セルローストリアセテートなどに分類され、すべての膜が市販されています。

【再生セルロース】

かつてのコイル型透析器、キール型透析器のほとんど、そして初期の中空糸型透析器に使用された透析膜で、一時は透析膜の市場を独占した膜です。扱いやすく、膜が強いため、破損しにくい長所がありました。こうした長所を生かして、中空糸膜の時代になると、膜を薄くすることで、物質の透過性を高く保つことが可能となりました。分子量の小さな物質に対する透過性では現在でももっとも高い性能をもちます。また、膜を薄くすることで水の抜け（透水性）も向上し、体重増加に苦しむ患者さんには朗報でした。

中空糸の糸を作る方法は2種類あり、それに応じて狭義の再生セルロース（クプロアンモニウムレーヨン）と鹸化セルロースに分類されましたが、臨床的にはほぼ同じ膜として扱われました。

問題は、分子量の大きな物質に対する透過性が低く、β2ーミクログロブリンなどの分子量の大きな尿毒素の除去能に劣ることと、補体活性化などの異物反応が高度であった点でした。これらの短所を克服するため、膜の孔を大きく改良したり、生体適合性の高い改質セルロース膜が開発され、これらの改良された再生セルロース膜は、現在でも使用されています。

【補体活性化作用】

ここで再生セルロースで問題となった補体活性化について説明しておきましょう。

補体とは体の免疫反応を補うシステムで、細菌や異物が生体の中に侵入すると、これを殺したり、無毒化、弱毒化し生体に悪影響を及ぼさないようにする役割をもちます。再生セルロース膜を使用して透析を開始すると、透析を始めてすぐに血液中の白血球の数が大きく減少することが1960年代に見つけられました。たとえば、透析を始めるときに9000あった白血球数が15分後には1500に減って、5から6時間の透析が終わる頃には逆に1万5000個に増えているという現象です。この原因は長い間不明でしたが、1977年になって、再生セルロースと血液の接触で補体系が活性化されるためであることがわかりました。透析器を通過するとき、血液は透析膜を体に有害な異物と認識し、これを無毒化する反応として補体系が活性化されたのです。透析膜を無毒化するよう補体から命令を受けた白血球ですが、透析膜を攻撃する前に実際には体内に戻ってしまうので透析膜を攻撃できず、体に戻って最初に出会う肺の毛細血管を誤って攻撃して、ここにたくさんの白血球を動員します。この結果血液の中を流れる白血球数が減少したのです。やがて再生セルロース膜の表面が血液中のタンパクで覆われると、血液は透析膜を異物と認識しなくなり、補体の活性化は停止します。すると肺の血管に動員されていた白血球が血液の中に戻ってきて、透析終了時には血液中の白血球は開始時以上の数となるのです。

肺にたまった白血球は血管を傷めたり、酸素を血液に移動させる肺の働きを妨げたりするほかに、たくさんの障害を与えていることがその後次第にわかってきました。この一連の出来事は、透析膜が生体に異物と認識されることでおきることから、こうした異物反応がおきないような、生体になじみのよい膜素材を選ぶことが大事であることを最初に教えてくれた貴重な教訓でした。この教訓を元に、生体になじみのよい材料（透析膜）を生体適合性のよい材料、逆に生体にひどい異物反応を与える素材を生体適合性に問題のある材料という考え方ができあがりました。

再生セルロースでどうして生体適合性が悪いのかについてはいろいろな説がとなえられました。再生セルロースの構造が細菌の壁の構造と似ているためとか、繊維（綿花）と人間との長いつきあいのうちに異物と認識されるようになったなどが代表的な説ですが、どれが正しいのかは現在でも不明です。ただ、再生セルロース膜の構造のごく一部（遊離水酸基といいます）が補体活性化をおこす犯人（補体活性基）であることは突き止められました。

【改質セルロース膜】

再生セルロースの補体活性化作用を減弱化して、生体適合性を高める目的で作られたセルロース膜です。手法はいずれも再生セルロース膜の補体活性基（遊離水酸基）を加工して、その部分と血液とが反応しないようにした構造となっています。代表的な膜は、酢酸セルロース（セルロースアセテート）膜、ヘモファン膜、ＰＣ膜などです。酢酸セルロースは補体の問題が明らかになる前から米国で作られていた透析膜ですが、結果的に補体活

PC膜の構造

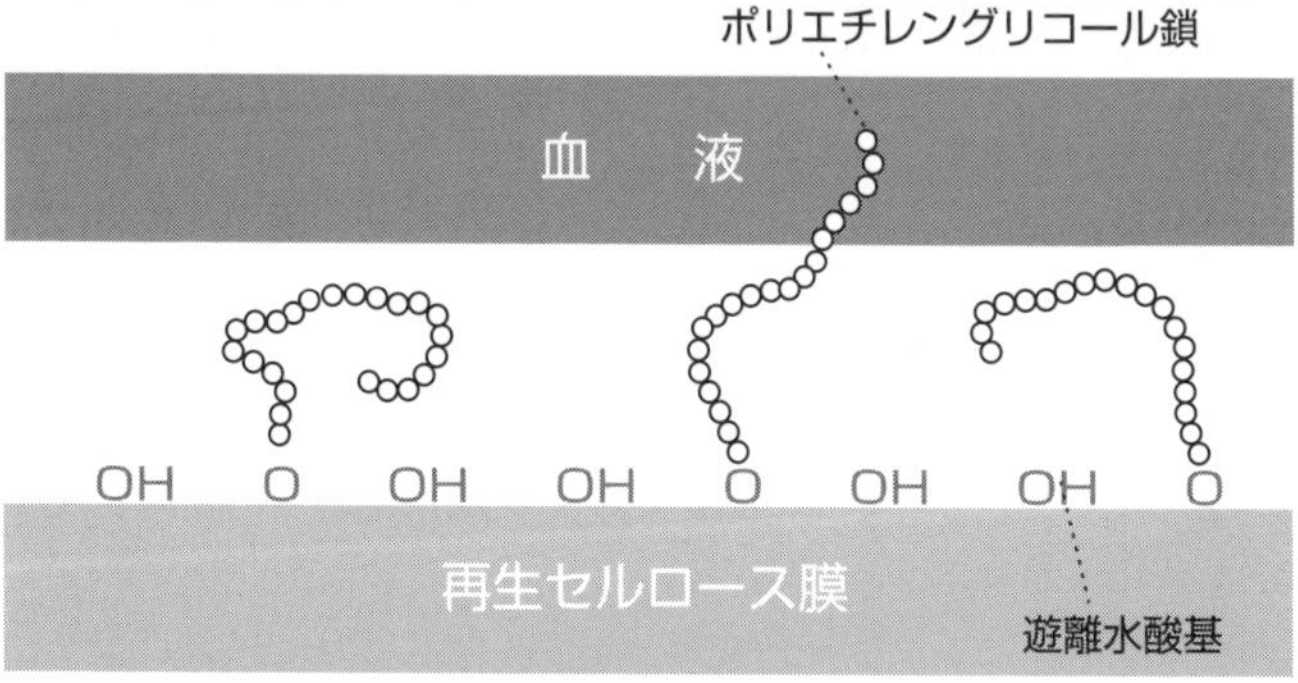

鎖の一端が自由に運動し、血液と膜表面との接触を弱め、体の異物反応をおさえる

性基（遊離水酸基）がアセチル（酢酸）化処理され、補体活性化作用が減弱していました。ヘモファンはドイツで、ＰＣ膜は日本で作られた改質セルロース膜で、ともに現在でも使用されています。とくにＰＣ膜はポリエチレングリコールの鎖が膜に固定されていて、この鎖の運動で膜表面と血液との接触が阻害され、補体だけでなく、血液凝固や血小板に対する活性化も軽度となる特徴をもっています。

【セルローストリアセテート膜】

同じ天然繊維系の膜でも、この膜はこれまでお話したセルロース膜とはだいぶ異なる性質をもっています。元はセルロースと同じ原料で作られます。通常の酢酸セルロース膜では水酸基の酢酸化が2.5ぐらいであるのに対し、この膜ではトリ（3という意味）まで酢酸化が進んでいます。したがって、補体活性基がすべて酢酸化され、補体活性化作用はほとんどありません。また、膜が薄く、膜の孔の大きさ、数を比較的自由に変えることができるので、次項で述べる合成高分子膜に近い性能を発揮することも可能です。しかし、透析や濾過以外の膜に物質をくっつける吸着によって物質を除去する作用は、ほとんどありません。

●合成高分子膜

これまでお話してきた透析膜の原料は綿花から得られるセルロースで、そのため天然繊維膜と呼ばれています。これからお話するのは、石油を原料に、合成化学の手法で生産された透析膜で、合成高分子膜と呼ばれています。

【ポリアクリロニトリル】

世界で初めて実用化された合成高分子膜で、一般にはＰＡＮ膜と呼ばれています。生産するメーカーにより少しずつ組成や構造が異なり、そのため透析膜として使用したときの特徴も微妙に変化します。大きく分けると、ホスバル社が販売しているAN－69膜、旭メディカル社が販売しているＰＡＮＤＸ膜があります。ＰＡＮ膜は、一般に、「アルブミンはできるだけ通さずに分子量の大きな毒素まで除去しよう」という目標に近い、物質除去性能をもっています。その除去性能は主に透析と濾過が主体ですが、一部は物質を膜にくっつけて除去する吸着の作用も働いています。生体適合性の点では、補体の活性化作用は低いとされていますが、一部のＰＡＮ膜では活性化されているけれど活性化された補体が膜で吸着されて外見からはわからないだけという見方もあります。

ＡＮ－69膜は生体適合性の面で問題になり、ショック様症状の発生する可能性が指摘されました。凝固系が強く活性化されると、キニンという系も同時に活性化されます。アンジオテンシン変換酵素（ＡＣＥ）阻害薬という降圧薬を服用されている患者さんでは、この薬がキニンの分解を阻害するので、凝固系が強く活性化されるとキニンが体内にたまり、ショック様症状をおこすとされます。ＡＮ－69は凝固系の活性化が強く、こうした副作用がみられるのではないかと考えられています。したがってＡＣＥ阻害薬を服用している患者さんでは、ＡＮ－69膜を使用してはいけないと定められています。

【ポリメチルメタクリレート】

日本で作られた合成高分子膜で、ＰＭＭＡ膜と略されて呼ばれています。前項のポリアクリロニトリル（ＰＡＮ）膜につぐ歴史をもっています。東レが開発・生産している膜で2つの大きな特徴をもっています。

一つ目は「アルブミンはできるだけ通さずに、分子量の大きな毒素まで除去しよう」という目標はＰＡＮ膜と同じですが、膜を通して透析液に毒素を排泄するだけでなく、膜に毒素をくっつけて（吸着させて）除去する能力がほかの膜より強い点です。とくにこの吸着による除去は、分子の大きさが比較的大きく、膜を通してとりづらい物質に効果が高く、アルブミンは失わずに$\beta 2$－ミクログロブリンなどの毒素をたくさんとろうとする治療には適しています。また、膜に吸着させる作用は透析液中に混入した汚染物質（その代表がエンドトキシン）にも及び、そうした汚染物質の作用が体内に及ぶのを防止する効果も期待されています。

第二の特徴は、生体適合性にすぐれ、補体活性化やキニンが体内にたまることによる生体に悪影響を及ぼす危険性が低い点です。

こうした特徴から、定期的に透析を受けている慢性腎不全の患者さんだけではなく、腎臓とともに心臓や肝臓などのさまざまな臓器が障害されて透析療法を受ける多臓器不全といわれる患者さんの治療にもＰＭＭＡ膜が使用されています。この場合は、β2―ミクログロブリンではなく、分子の大きさは少し異なりますが、炎症の作用を仲立ちする物質を膜に吸着して、多臓器不全の悪化や進行を抑える効果が期待されています。長い歴史があるので、ＰＭＭＡの中でもいろいろな性能をもつ膜が作られ、市販されています。

【エチレンビニルアルコール】

ＥＶＡ膜、あるいはＥＶＡＬ膜と略称されるこの膜も日本（クラレ）で開発・生産されている膜です。ＰＭＭＡとならぶ長い歴史をもっています。

特徴は分子量の大きな物質を通す孔の大きな透析膜を作ることができる点で、β2―ミクログロブリンなどを除去することができます。もっとも大きな特徴は、透析膜上に凝固・血小板の活性化による血の固まり（血栓）を作る作用が弱いことです。これは膜表面の特殊な性質によるもので、これを利用して出血傾向がひどかったり、実際に出血していてヘパリンなどの抗凝固薬（血液を固まらせない薬剤）を使用することが危険な患者さんの透析時に、抗凝固薬なしで用いられることがあります。この膜も歴史の長い膜ですので、さまざまな性能をもつ膜が生産・市販されています。

【ポリスルホン】

ＰＳと略されるこの膜も、古くから透析に利用されていました。しかし、そのころは通常の透析ではなく、水を通す性能（透水性）が高い膜であることから、過剰にたまった水をとるＥＣＵＭ（イーカム）に使用されました。いまから30年近くも前の話です。そのころ使用されていた再生セルロース膜は透水性が低いために、水を過剰にためてきた患者さんの水をいっぺんに抜くことが難しかったからです。

その後このＰＳ膜は忘れ去られていましたが、「アルブミンはできるだけ通さずに、分子量の大きな毒素まで除去しよう」という透析膜の目標を達成しやすい膜として再度注目を浴び、今度は通常の透析にも用いられる膜としてよみがえりました。

そして現在では国内外の多くのメーカーがこのＰＳを材料に透析膜を生産しています。日本では旭メディカル、東レ、そして海外のメーカーではフレゼニウスが代表的です。また、ＰＳに類似した構造と組成をもつ膜として、ポリエーテルスルホン（ＰＥＳ）膜もニプロ社から発売されています。

このようにたくさんの企業がPSを用いるようになったのは、膜の孔の大きさや透水性を調節したり、工業生産するのが容易なためですが、PSは本来は水をはじく疎水性が強く、血栓を作りやすいなど、血液適合性が不良でした。そこで水とのなじみをよくする親水化剤が使用されており、この混合比率をどうするか、膜の構造をどう変えるかなどで、各メーカーで性能の異なるPS膜透析器が作られています。

また、PMMA同様多臓器不全の患者さんの治療にも使用されています。最初に述べたようにPS膜は透水性が高いため、膜にかかる圧力を自動的にコントロールする機構（UFRコントローラー）のついた監視装置を使用する必要があります。また、PS膜はエンドトキシンなどの透析液からの汚染物質を吸着する効果もありますが、物質を通す性能が高く、この面では汚染物質が透析液から体内に流れこむ危険性も高い膜ですので、透析液に汚染物質が混入しない十分な工夫の払われた透析液供給装置で治療を受けることが大切でしょう。ただUFRコントローラーや透析液をきれいにする（清浄化）問題は、ほかの大部分の透析膜にも当てはまることです。

【ポリマーアロイ膜】

アロイというのは「合金」、「混ぜもの」を表す言葉です。この膜も2つの合成高分子膜をブレンドした膜で、PEPA膜と呼ばれています。

日機装で開発・生産された膜で、やはり水をはじく疎水性が問題となっていましたが、

透析器に使用される膜材料

天然繊維

再生セルロース

○銅アンモニウムセルロース
○鹸化セルロース

表面改質再生セルロース

○ジエチルアミノエチル修飾
○PEGグラフト
○ビタミンE改質

セルロースアセテート

セルローストリアセテート

合成高分子繊維

○ポリアクリロニトリル
○ポリメチルメタクリレート
○エチレンビニルアルコール
○ポリスルホン
○ポリエーテルスルホン
○ポリマーアロイ(PEPA)

最近ＰＳ膜と同じように親水化剤をとり入れて、生体適合性に改善がはかられました。ＰＳ膜に近い性能をもちますが、特徴は透析液汚染物質のエンドトキシンに対する吸着力が高いことで、親水化していないＰＥＰＡ膜が透析液中のエンドトキシンを除去するエンドトキシン除去フィルターに使用されていることからも、その性能がうかがえます。

たくさんの種類の透析膜を紹介しましたが、こんなに多種の透析膜が必要となったのは、透析療法進歩の過程で、人間の腎臓と同じように毒物を除去でき、同じように異物反応をおこさない効果的で安全な透析膜が求められたからです。しかし現在でも理想の透析膜は実現していません。これからも理想の膜を求めての開発努力に期待したいと思います。

③ 抗凝固薬

透析器の中を流れる血液が固まるのを防止する薬剤が抗凝固薬です。血液には血管の外に漏れ出ると固まって、それ以上の出血を防ぐ働きがあります。この血液が固まる現象を凝固といいます。凝固には体内のたくさんの物質が働いていて、凝固に関与するこれらの物質は総称して凝固因子と呼ばれています。一時話題になった血友病は凝固因子の一部が足りずに、血液が固まりにくくなる病気で、出血すると血が止まりにくく大変なことになりました。

このように凝固は体を守る大切な作用なのですが、血液透析では体の外に出た血液が回路や透析器の中で固まってしまっては治療になりませんから、少なくとも体の外に出ている間は固まらない工夫が必要なわけです。そこで血液の凝固をとめる薬剤、抗凝固薬が使用されることになります。

●血液凝固の仕組み

血液は血管の中にあるときは通常凝固しません。これは血管の壁（血管壁）は血液にとって異物ではないからです。しかしいったん血管の外に出た血液は、血管壁以外の物質と接触しますから、血液に異物反応がおこり、一つの凝固因子が働き始めると、それに続いて次々と凝固因子が働いて、やがて血液は凝固します。血管から注射器で採血をして、試験管の中に血液を入れておくと、10分前後で血液は固まって液体から固体になります。これは試験管の壁（ガラス）は異物で、異物との接触で血液中の凝固の仕組みが働いた結果です。血液が固まるまでの時間を凝固時間といい、短いほど凝固が強く、長いほど凝固が抑えられると考えることができます。

血液透析では、ガラスの代わりに血液回路の塩化ビニルや各種の透析膜が血液にとって異物となります。異物の種類によって凝固を強くおこす物質と、軽度にとどまる物質とがあり、水をはじく性質（疎水性）や電気的に陰性（マイナス）の物質などは凝固因子を強く刺激することが知られています。したがって、透析膜の種類によっても凝固に与える影響が微妙に異なることになります。しかし、現状ではどの透析膜を選択するにせよ、抗凝固薬を使用しないと、透析中血液が凝固し、透析の中断が不可避となります。

●血小板の働き

透析回路の凝固にかかわるもう一つの重要な因子に血小板があります。血小板は血液に含まれる血を止める働きのある血球ですが、血管壁以外の異物に触れると、異物の表面にくっつき（粘着）、次々と血小板が集まって血小板の固まりを形成します。この現象を凝集といいますが、透析膜のあの細い血液の流路（中空糸）の中に血小板がくっつき、集まって凝集すると血液の流れはせき止められ、そこを起点にその中空糸は凝固してしまいます。

このように血小板には血液凝固を導く重要な働きがあり、血小板で作られる物質は凝固因子の一つに数えられています。

●抗凝固薬の種類

血液透析には数多くの抗凝固薬が試みられてきましたが、現在わが国で通常使用できる薬剤は、ヘパリン、低分子量ヘパリン、メシル酸ナファモスタット、アルガトロバンの4種類です。

【ヘパリン】

血液透析で初めて急性腎不全患者の救命に成功した半世紀以上前から現在まで、もっとも多くの患者さんに使用されている抗凝固薬です。ヘパリンは哺乳動物の臓器や組織に含

現在使用されている透析用抗凝固薬

ヘパリン
- ○ヘパリンナトリウム
- ○ヘパリンカルシウム

低分子量ヘパリン
- ○フラグミン
- ○ローヘパ
- ○ローモリン
- ○クリバリン　など

メシル酸ナファモスタット
- ○フサン　など

アルガトロバン
- ○ノバスタン
- ○スロンノン

まれる血液凝固を防止する物質として発見され、現在でもブタの小腸や、少し前までは牛の肺などから抽出されて製剤化されます。ヘパリンそれ自体には抗凝固作用はありませんが、ヘパリンは血液中に存在する凝固を妨げる因子（アンチトロンビンⅢ）の働きを大きく高め、凝固を防ぎます。ヘパリンは安定した強い抗凝固作用を発揮すること、液体であり透析中注射しやすいこと、値段も安価であることなどから現在でも世界各国のほとんどの透析患者さんに使用されています。

通常凝固時間が正常者の倍ぐらいに延びる量を持続注射します。持続注射する注射器は皆さまも透析治療時にいつもご覧になられると思います。持続注入する理由は、ヘパリンは注射後１時間半ぐらいすると抗凝固効果が徐々に弱くなってくるからです。1時間おきにヘパリンを注射する方法もとられましたが、注射直後は抗凝固作用が強すぎて、やがて適切な範囲に入り、ついで作用が弱くなるという変動があるため、安定した抗凝固作用を得る目的で持続注入が行われるようになりました。

ヘパリンはすぐれた抗凝固薬ですが、欠点もあります。凝固時間を延ばすということは血液を固まらせにくくすることです。ヘパリンを使用していると、血液回路内の血液だけでなく、体の中を流れている血液にも抗凝固作用が及びます。したがって、もし体内に出血している病変があれば、その出血を助長することになります。生理時にヘパリンで透析をして出血がひどくなった、などという経験をおもちの方もおいでかもしれません。透析患者さんには出血性の病変を合併する方が多数おられますから、こうした患者さんではヘパリンは出血を悪化させる懸念があります。

こういう問題点があっても昔は抗凝固薬としてヘパリンしか使えませんでしたから、ヘパリンの出血助長作用を抑えようと、出血性病変をもつ患者さんの透析時にはさまざまな工夫がなされました。

【減ヘパリン化法】

ヘパリンの使用量をできるだけ減らして、出血の危険性を抑える方法です。通常凝固時間を2倍ぐらいに延ばす量のヘパリンを使いますが、減ヘパリン化法では、凝固時間を2

割増しぐらいにとどめます。この方法では、確かに出血助長の危険性は減りますが、回路内の血液に対する抗凝固作用も減弱するため、透析器や回路内残血の増加が問題となりました。

【局所ヘパリン化法】

回路内の血液の凝固時間はヘパリンで延ばし、回路から体内に帰る血液に、ヘパリンの作用を打ち消す（中和する）薬剤（プロタミン）を持続注射して、体内の血液にはヘパリンの影響を及ぼさないよう工夫された使用法です。この方法が理論どおりに行われれば、ヘパリンの抗凝固作用は回路内のみにとどまり、体内の血液の凝固時間は正常に保たれて、出血増悪の危険性は払拭されます。しかし実際には、ヘパリンの作用を打ち消すプロタミンの量が患者さん毎に異なること、プロタミンの中和作用が数時間後に消失して、ヘパリンの作用が再び出現すること、ヘパリンの作用を中和することで結果的に大量のヘパリンを使用しなければならないこと、などの新しい問題点もみられ、局所ヘパリン化をうまく行うのは至難の業といわれました。

現在では、ヘパリン以外の抗凝固薬の実用化から、これらのような特殊なヘパリン使用法は姿を消しています。

【ヘパリンの問題点】

ヘパリンは大変すぐれた抗凝固薬ですが、出血を助長する危険性がありますので、出血性の病気を合併している場合や、手術時にはほかの抗凝固薬を使用した方が安全です。

第2の問題点は、ヘパリンには抗凝固作用以外にもさまざまな働きがあることです。

ヘパリンは中性脂肪を分解する酵素の働きを高め、中性脂肪から遊離脂肪酸を作ります。透析患者さんは血液中の中性脂肪が高くなる、高中性脂肪血症を合併することが多く、動脈硬化の一因とされています。中性脂肪を分解する点でヘパリンはよい作用をもつように思えますが、ヘパリンのこの作用は数時間しか続きません。逆に透析のたびに中性脂肪を分解する酵素を使うことで、この酵素が不足し、最終的にはこの酵素の不足が高中性脂肪血症の原因になると考えられています。事実後述するヘパリン以外の抗凝固薬に切り換えると中性脂肪の値が低下する患者さんがみられます。

また、中性脂肪が分解して作られる遊離脂肪酸にも問題があります。高い濃度の遊離脂肪酸は心臓の不整脈の原因になることがあるといわれているからです。

ヘパリンはマイナスの電気をもっています。透析膜は通常マイナスなのですが、一部プラスに近い膜もあります。そういう膜では、ヘパリンが透析膜にくっついてしまい、大量のヘパリンを必要とすることがあります。

また、ヘパリンはカルシウムともくっつきやすく、ヘパリンとカルシウムが結合することで骨にカルシウムが十分行き渡らなかったり、骨のカルシウムが溶け出してきたりして骨の中のカルシウム量が減り、骨折のおきやすくなること（骨粗鬆症）が腎不全以外の患者さんで報告されています。しかし、ヘパリンが透析患者さんの骨の障害にどのくらい影響を及ぼしているかはまだ十分研究されていません。

それ以外にも、ヘパリンは血小板を刺激して血栓を作ったり、哺乳動物から抽出する際の不純物が原因となって喘息や痒みなどのアレルギー症状をおこしたりすることがあります。

また、長期間継続使用すると、ヘパリンの抗凝固作用を発揮するのに必要な体内の抗凝固物質（アンチトロンビンⅢ）が減少して、ヘパリンの抗凝固作用が不十分になることも

ヘパリンの問題点

- 出血の助長
- 高中性脂肪血症への関与
- 骨障害
- 血小板の減少と血栓形成
- 抗凝固物質の消費（アンチトロンビンⅢ）
- アレルギー反応

あります。

【低分子量ヘパリン】

ヘパリンと基本的には同じ成分でできていますが、ヘパリンを人工的に切断することで作られた、より小さい構造をもつヘパリンです。

低分子量ヘパリンの特徴は、ヘパリンほど凝固時間を延ばさなくても、十分な抗凝固作用を発揮できる点です。このため出血を助長する危険性はヘパリンより軽度となり、重症でない出血病変を合併しているときや、シャント手術のような小手術後によく使われます。また、中性脂肪を分解する作用や、カルシウムと結合する作用もヘパリンより軽度とされ、ヘパリンから低分子量ヘパリンに変更すると、中性脂肪やコレステロールが低下した結果が報告されています。

さらに、体の中で抗凝固作用を失うまでの時間（抗凝固作用が発揮されている時間）はヘパリンの倍ぐらい長いため、ヘパリンのように透析中に持続的に回路内に注入しなくても、開始時に回路内に注射するだけで、透析終了時までの抗凝固が可能です。

こうした特徴から、低分子量ヘパリンはヘパリンより一歩進んだ抗凝固薬と考えられています。

【メシル酸ナファモスタット】

フサンという名で知られている、わが国が世界に誇る抗凝固薬です。この薬は血液中で数分以内に分解され、抗凝固作用を失います。また、透析されて血液から透析液中に除去されます。このため血液回路の入り口で血液内に注入されたフサンの抗凝固作用はほぼ血液回路の中のみにとどまり、体の中の血液の凝固時間はほとんど延長しません。したがって、重度の出血を伴う病気にかかっていても、またたとえ手術中であっても、出血を悪くする懸念なしに血液透析を行うことができます。

この薬が世に出てから、出血により亡くなる透析患者さんの数は大きく減少しました。また、眼底出血などが血液透析で悪化する危険性も抑えることができました。世界に誇る、と書いたのは、出血に対しこの薬ほど安全な抗凝固薬はほかの国ではみられないからです。

そのほかに、生体適合性のところで触れましたが、フサンは血液と透析膜との接触で生じる血液からのキニンの産生を抑える作用もあります。

このように、すぐれた抗凝固薬ですが、最近フサンを使用すると急に血圧が下がったり、具合が悪くなるアナフィラキシーショックが増えてきています。これは、出血や手術のため一度フサンを使用した後、何年あるいは何か月かして再び出血や手術でフサンを使ったときにおきやすく、最初の使用時にフサンに対する抗体が体の中にできてしまい、2回目以降の使用時に抗体が原因となってショックをおこすのではないかと想像されています。そこで、そうした抗体の存在をあらかじめ知る検査法の開発が急がれています。

また、フサンはプラスの電気をもつことから、ヘパリンとは逆に、強いマイナスの電気をもつ透析膜（AN―69膜など）に結合してうまく抗凝固作用が得られないことがあります。

【アルガトロバン】

ヘパリンの抗凝固作用は、体の中に存在する抗凝固物質のアンチトロンビンⅢの作用を高めて発揮されることはすでに説明しました。しかし、非常にまれですが、生まれつきこのアンチトロンビンⅢが少ない患者さんがいます。また、長い間ヘパリンや低分子量ヘパリンを使用しているとアンチトロンビンⅢが消費され、結果的に足りなくなってしまうこともあります。このようなアンチトロンビンⅢ欠乏状態では、いくら大量のヘパリンを注射しても抗凝固作用は発揮されません。

アルガトロバンは人工的に作られたアンチトロンビンⅢと同じような作用をする薬剤です。したがってアンチトロンビンⅢがなくても抗凝固作用が得られます。つまり、アルガトロバンはアンチトロンビンⅢが足りなくて、ヘパリンでは十分な抗凝固作用の得られない患者さんに使われるべき抗凝固薬といえます。

このように、わが国では4種類の抗凝固薬を使用することができます。

通常はヘパリンを使っている患者さんも、大きな手術の前後はメシル酸ナファモスタットを使用し、痔からの軽い出血や歯を抜くなどのときには低分子量ヘパリンを、アンチトロンビンⅢが減少してヘパリンでは十分に抗凝固ができない場合にはアルガトロバンをというふうに、その時々の合併症や病状にあわせた抗凝固薬の使い分けが大切といえるでしょう。

④ 透析液供給装置・監視装置

透析液を作り、それを透析器に供給する装置と、安全な透析を行うための指令、監視装置についてお話しします。

●透析液供給装置

透析液は通常1分間に500㎖、5時間の治療で150ℓが使用されます。10人で1.5トン、50人で7.5トンと大変な量になり、これをバイアルやビンで病院に運び込むことはとてもできません。

そこで透析施設では透析液の原液を製薬会社から購入し、これを薄めて（希釈して）透析に用いています。希釈倍率はほとんどの場合、原液1に対して希釈水34となっています。各施設には、倍率にしたがって原液を薄め規定どおりの濃度となったことを確認し、そしてその透析液を定められた速度で各患者ステーションに送り出す装置が備えられています。これを透析液供給装置と呼びます。

この装置は、たくさんの患者さんの透析液をまとめて作って送り出す多人数用装置と、一人の患者さん専用に作成し送り出す個人用装置に分類されます。多人数用装置では、たくさんの患者さんが同じ組成の透析液で治療を受けることになるのに対し、個人用装置では、各患者さんに合わせた濃度（組成）の透析液を使用できる長所がありますが、一方個人毎に透析液を調整するので、手間のかかる短所があります。一般には多人数用供給装置を基本に、一部の特殊な治療を要する患者さん用に、個人用装置が補助的に使用されています。

この装置のもっとも大切な働きは、規定どおりの濃度の透析液を作りあげることで、濃度を伝導度計で常に確認し、送り出しています。もし設定された範囲以上に濃度が変化すると、警報でそれを知らせ、透析液の供給をストップし、患者さんに危険が及ぶのを防ぎます。

●監視装置

できあがった透析液を透析器に運ぶと同時に、除水量を設定・計測したり、安全な透析が行われているかを監視する働きをもちます。ベッドサイドにおかれているので皆さんもよくご存じでしょう。多くの装置では、ヘパリンポンプや血液ポンプ、透析器や回路をセットするホルダーも一緒になっています。

透析液は毎分500㎖が標準といいましたが、一部の装置ではその量を変えることができます。また、除水量は透析液にかける陰圧（あるいは血液にかける陽圧）の強さで決まりますが、体重増加量に応じてこの圧を決め、さらに透析中順調に除水できているかをモニターするのもこの装置です。性能の高い透析器では、自然に除水されてしまいますが、監視装置ではそうした除水がおきないように透析液の圧力を調節します（UFRコントローラー）。機種によっては、透析開始1時間後に1kg、次の1時間に0.8kgというように、除水パターンを設定できる機能ももっています。

透析液の温度を測定し、ヒーターで調節するのも監視装置です。

安全監視機能で大切なのは、気泡検知器で、血液回路の中に空気が混入するとそれを感知し、静脈血ラインの血液の流れを止め、同時に血液ポンプもストップします。血管への空気誤入を防ぐ重要な装置です。

回路内血液の圧力を測るのも大切な機能です。回路で血液が固まったり、どこかで回路が捻れて血液の流れが妨げられると上流の圧力が上がります。それを感知して警報が鳴り、ときには血液ポンプが止まります。こうして圧が上がり回路がはずれて（離断して）しまうなどの大きな事故を防ぐことができます。

まれに透析膜が破れて透析液に血液が漏れます（リーク）。監視装置には漏血（リーク）検知器がついていて、警報が鳴り、透析器の交換や処置の必要を知らせます。

ヘパリンポンプがちゃんと動いているか、透析液が順調に作られ送られてきているか、漏電がないか、などもこの装置で監視しています。個人用透析装置は、透析液供給装置（希釈装置）と監視装置の両方の働きを備えた機械です。

●水処理装置

透析液の原液は製薬会社できちんと清潔に作られて納品されます。しかし、実際の透析液は各施設で希釈されて使われますので、この希釈する水にも品質の管理が必要です（なぜなら、この水と血液があの薄い透析膜を介して接触するのですから）。この透析液として適した希釈水を作る装置を、水処理装置といいます。

例外はありますが、希釈水の原料は水道水です。しかし水道水にはいろいろなものが含まれています。細菌を減らすために塩素が入っていますが、これは血液を溶かす（溶血）おそれがあります。また、浄水場では明礬（みょうばん）が使用されますが、これにはアルミニウム（Aℓ）が含まれています。腎臓からAℓが排泄されない透析患者さんに、透析液に含まれるAℓが直接血液に移行して大変な合併症をおこすことが１９７０年代に明らかにされました（Aℓ脳症、Aℓ骨症など）。さらに、水道水には細菌やその死骸も含まれ、金属や有機物質などたくさんの含有物もあります。

したがって、透析液の希釈に用いるためには、これらの含有物をすべて除去し純水としなければなりません。その純水にする装置が水処理装置です。

水処理装置では、水道水からまずカルシウムやマグネシウムなどのイオンをとり除きます（軟水化装置）。ついで活性炭で塩素や有機物をとり去ります。その水をさらに水処理装置の心臓部である逆浸透装置（ＲＯ装置）に送り込みます。ＲＯ装置は海水の淡水化に使われている装置で、逆浸透膜に強い圧力をかけて水を通すと、水以外のすべての物質が膜に遮られて、通過するのは純水だけというすぐれた装置です。

こうした高い性能をもつだけに大変高価で、しかもこの膜を通り抜ける過程で約40%の水が捨てられてしまうという贅沢な装置です。何トンもの純水を作るには、その倍近い水道水が必要となるわけです。こうした事情から透析には水不足が大敵で、渇水情報があると私たちは大変な心配をすることになります。

この純水の中には細菌も細菌の死骸（エンドトキシンなど）も含まれていません。しかし、この装置の下流で、いくら回路を洗浄・消毒しても細菌が繁殖したり、その死骸が含まれている可能性は残ります。そこで、透析液が透析器に入る直前にフィルターをつけ、エンドトキシンなどをとり除く工夫も多くの施設で行われるようになりました。

こうした努力で、よりきれいな透析液が使われるようになり、これが後日お話する、皆さんの合併症の予防や治療に役立つことが徐々にわかってきています。

さて、こんなに手間とお金をかけて作った希釈水だからさぞ美味しいだろうと、この水で水割りを味わった同僚がいました。しかし、美味しい水はミネラルを豊富に含んだ硬水です。期待むなしく、彼は二度とそうした無謀な試みをすることはなくなりました。

4 腹膜透析

血液透析や血液濾過などのお話をしてきましたが、人工腎臓には、もう一つの代表である腹膜透析があります。この腹膜透析に話題を移したいと思います。

腹膜透析で血液をきれいにする原理は「透析の原理」でお話ししましたが、少し説明を加えます。

腹膜透析の原理

腹膜透析はお腹の中（腹腔）に透析液を注入し、腹膜を透析膜として利用して、腹膜の細い血管を流れる血液と透析液の間で、拡散の原理によって物質（尿毒素など）を移動させ、よごれた血液をきれいにする治療です。

具体的には、血液の中の尿毒素は濃度が低い透析液に拡散して除去され（逆に透析液にたくさん含まれるアルカリなどは、透析液から血液に拡散して補う）ます。このようにして血液をきれいにしますが、やがて尿毒素の流れこむ透析液はよごれてきて、血液との間に濃度の差がなくなりますから、この時点で透析液の血液をきれいにする力は消失します。そこで、このよごれた透析液を体の外に捨て、代わりに新しい透析液を注入します。そうすると再び血管内の血液と透析液の間で拡散による物質の移動がおこり、血液はさらにきれいになります。しかしこれだけでは体にたまった余分な水分は抜けませんから、水分を除去するために、透析液に糖をたくさん入れて濃い液にし、血管の中から水を誘い出して（水は濃度の薄い方から濃い方に動く：浸透圧）、余分な水を体の外に捨て去ります。

① CAPDとIPD

こうして治療するのですが、腹膜透析で物質が移動する速度は血液透析より遅いので、血液透析のように週に2〜3回、1回4〜5時間という治療では透析不足になってしまいます。そこで1日数回、毎日連続して透析液を出し入れする方法が一般的に行われます。このように持続的に透析液を出し入れする方法を持続腹膜透析といいます。しかし、病院でこれをやっていては社会生活が送れないので、透析液の出し入れ（交換）を自分で在宅で行い、病院には月1、2回受診するだけですまそうという治療方法が作られました。これを持続（連続）携行式腹膜透析（CAPD）と呼んでおり、持続可動式腹膜透析という場合もあります。

一方、1日おきに腹膜透析を行うなど、連続して行わない治療法を間歇的腹膜透析（IPD）と呼びます。

腹膜透析患者さんの大部分はCAPDかその変法で治療を受けておいでです。

さて、こうした腹膜透析の方法から、腹膜透析に第一に必要なのは、お腹に透析液を出し入れする経路（アクセス）と透析液ということになります。

②腹腔（膜）カテーテル

カテーテルとはお腹に透析液を出し入れするチューブのことで、血液透析の場合シャントを血管アクセスと呼ぶように、腹膜アクセスとも呼びます。このカテーテルもシャントと同じように、長い間の使用に耐えなければなりませんから、チューブを入れる場所や、入れ方、チューブの種類の選択などが大切です。

カテーテルを入れる手術は手術室で行い、ふつうは局所麻酔ですみますが、ときには腰椎麻酔や、子どもでは全身麻酔が必要なこともあります。

カテーテルを入れる場所は臍より下の下腹部といわれる部分が多く、下腹部の中で患者さんによって適切な場所が決められます。長い間腹膜透析を続けるとカテーテルを入れ替える必要もでてきますから、こうした事態も考慮してカテーテルを入れる場所が決められます。

カテーテルは抜けることのないよう、皮膚の下を通して固定します。皮膚の下の部分を皮下トンネルといいます。この皮下トンネルからお腹に入る部分と、皮下トンネルの入り口にカフと呼ばれるカテーテルの外側の出っ張りをあて、この2つのカフで、カテーテルをお腹にしっかり固定します。

カテーテルには直線型、Jの字型、白鳥の首のように湾曲したスワンネック型、先がブタのしっぽのように丸まったピッグテイル型などさまざまな形があります。これらは、カテーテルの先が腹腔の一番下の肛門のそば（ダグラス窩という）に届き、固定した際にカテーテル全体が無理なくお腹の壁面にそえる、あるいは、お腹に入ったカテーテルの先に腹膜がからまって、カテーテルの孔を詰まらせてしまうことを防ぐ、などの点を考えて作られたものです。

③ 腹膜透析液

腹膜透析液の組成は基本的には血液透析液と同じですが、4つの点で相違があります。

1つ目は、透析液にカリウムが含まれていないことです。これは、腹膜透析の血液をきれいにする性能が血液透析より低いので、高カリウ

代表的な腹膜透析液の組成

単位：糖はg/dl、他はpHを除きmEq/l

	Na	Ca	Mg	乳酸	糖	pH
A	132	3.5	0.5	40	1.36／2.7／3.86	4.5-7.5
B	132	2.5	1.5	40	1.36／2.27／3.86	4.5-7.5
C	135	2.5	1.5	35	1.35／2.7／4.0	6.3-7.3
D	132	2.3	1.0	37	1.55／2.27／3.39	4.5-7.5

ム状態を改善するのにはカリウムを含まない透析液の方が有利だからです。

2番目の違いは、アルカリ化剤に主として乳酸を使用していることです。血液透析液では重炭酸が広く使用されていますが、腹膜透析液では重炭酸とカルシウムの沈殿ができるのを防ぐために、重炭酸ではなく乳酸を使用しています。乳酸は肝臓で重炭酸に変えられて、アルカリとして使用されます。

3点目は、高い糖濃度をもつことです。この糖濃度によって、体にたまった余分な水分が除去されることは前述の通りです。しかし、水のたまり具合は患者さんによってバラバラです。たくさんたまる方では、たくさんの水を除去しなければなりませんし、それほどたまらない方では、水を除去しすぎてはかえって脱水になってしまいます。そこで腹膜透析液の糖の濃度を3段階に分け、水のたまり具合によって、3種の透析液を使い分けるようになっています。糖の濃度が濃いほどたくさんの水を除去できるわけです。しかし、高濃度の糖を含む透析液を長い間使用し続けると、後でお話しますが、いろいろな問題点がでてきます。最近では糖以外のイコデキストリンという物質で浸透圧を高めた透析液が実用化されました。長い間浸透圧が高く保たれるので、除水性能を高めるには好都合な透析液です。

4つ目の相違点は、透析液のバッグの大きさを選択して使用することです。通常大人は1回2ℓの透析液をお腹に注入しますから、2ℓバッグを使用します。しかし子どもや、腹膜透析を始めたばかりの患者さんは2ℓでは大きすぎるので、1.5ℓ、1ℓ、あるいは0.5ℓのバッグを使用することもあります。また、機械を使って行うCAPDの変法（APDと呼んでいる）では、5ℓまでの機械にあわせた、さまざまな大きさのバッグが選択されます。

さらに次項でお話する透析液交換方法の相違により、バッグの形状もいろいろな種類があり、患者さんに合わせて使用されています。患者さんにとってふだん透析液をみる機会の少ない血液透析と異なり、透析液選択の重要性がより身近に感じられる点がCAPDの特徴の一つでしょう。

④バッグ交換とそのシステム

CAPDでは毎日何回かお腹の中の透析液を捨て（排液）、新しい透析液をお腹の中に入れる（注液）、透析液の入れ替えが必要です。通常1日4回行われますが、この透析液の入れ替えをバッグ交換と呼んでいます。透析液は2ℓなどのバッグに入って送られてきます。古い透析液を空のバッグに出し、新しい透析液をお腹の中に入れるのは、実はこの「バッグ」を交換することになるので、バッグ交換という言葉が一般化したわけです。

CAPDが初めて実用化した頃は、バッグに入った透析液をチューブとカテーテルを介してお腹の中に入れると、チューブを洗濯ばさみのようなクリップで外から圧迫して栓をし、空になったバッグはそのままお腹のまわりに巻きつけておきました。時間がきて排液するときには、空のバッグを床に置いて、クリップをはずし空のバッグの中に排液し、排液が終わるとチューブから排液したバッグをはずし、新しい注液バッグをチューブにつないでお腹より上に上げ、落差でお腹に注液しました。やがて注液が終わると、また次回のバッグ交換時まで空のバッグをお腹のまわりに巻きつけておくわけです。

これは単純な方法ですが、患者さんにとってはいつもお腹のまわりにバッグが巻きつけられており、日常生活が大変不便です。そこで注液バッグと排液バッグが一つずつついた2バッグシステム（ツインバッグシステム）が開発されました。

お腹のまわりに空のバッグを巻きつけるのはやめて、バッグ交換時にはまず空の排液バッグに排液し、排液が終わったところでツイストクランプを閉めます。次に注液クランプを開け、透析液で排液クランプまで満たされたことを確認した後に排液クランプを閉め、排液経路と注液経路を分離します。そしてツイストクランプを開けて落差で透析液をお腹に注液します。注液が終わってからツイストクランプを閉め、ついで注液クランプを閉めます。その後チューブをツインバッグの回路から切り離し、キャップをつけて終了です。

このシステムでは、お腹の中に透析液が注入されていても、お腹のまわりに空のバッグを巻きつけておく必要がなく、大変快適な生活が送れるようになりました。こうした利点から、現在ではほとんどの方がツインバッグシステムを使用されています。

ツインバッグシステム（バクスター社）

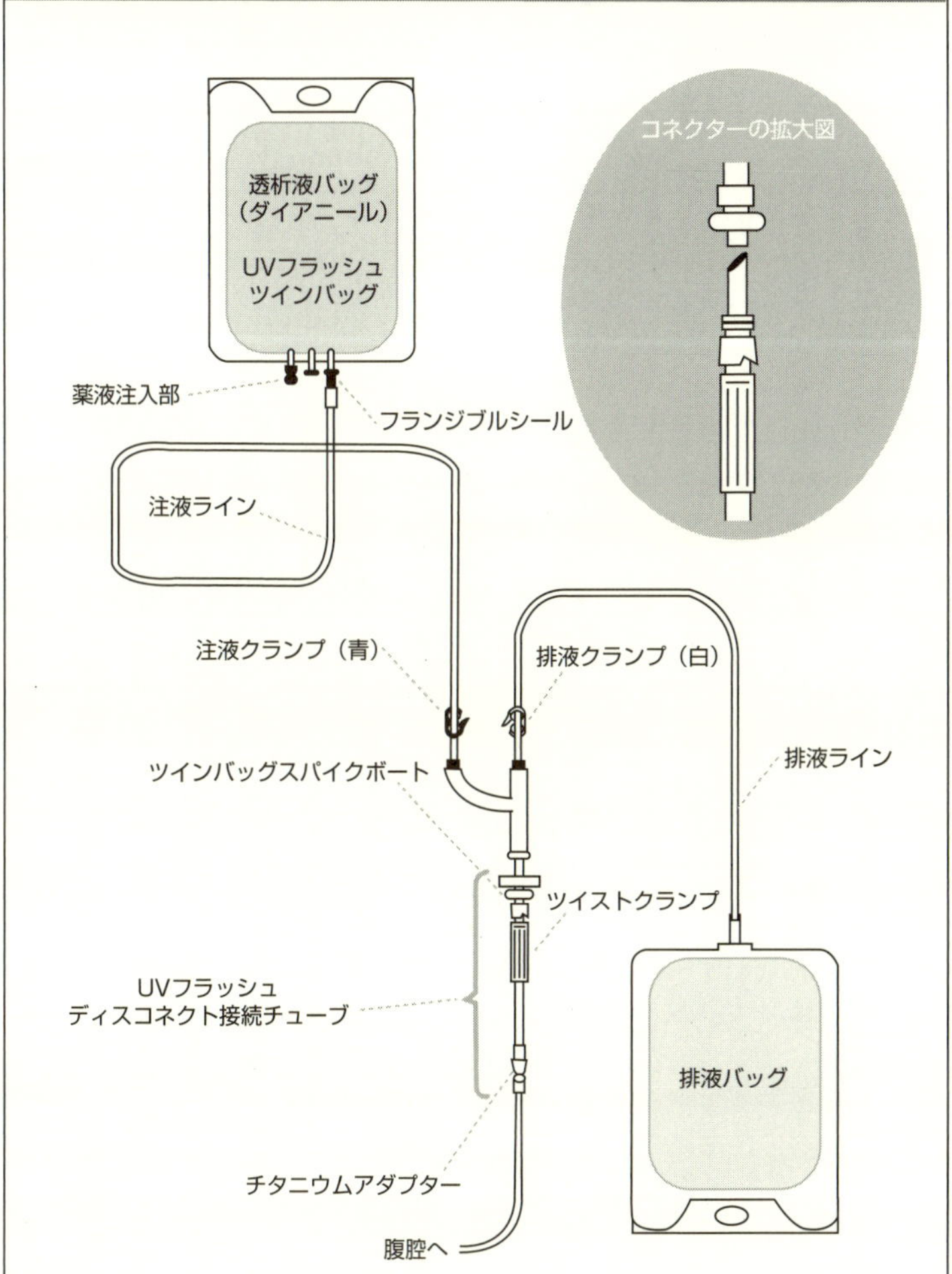

⑤バッグ交換時の消毒

さて、お腹の中は血液と同じで細菌やウイルスなどが存在してはいけない清潔な部分です。しかし排液や注液の操作中にはチューブと透析液バッグの切り離しや接続があり、このときチューブやバッグが汚染されて細菌や汚染物質がお腹の中に入る危険があります。腹膜透析の合併症としてもっとも頻度が高いのがお腹に細菌が侵入して発症する腹膜炎で、細菌が侵入する機会は、このバッグ交換時がもっとも高いことが知られています。

昔は一つ一つのバッグ交換の過程を手作業で行っており（用手法）、ちょっとした失敗や間違いがすぐに腹膜炎へとつながってしまいました。現在ではバッグ交換中間違いや細菌汚染が生じないよう、さまざまな工夫をこらした器具、機械システム（デバイス・システム）が考案されています。

バッグ交換デバイス・システムを使用すると、用手法による交換に比べて、操作ミスが減り、さらに滅菌機能が付随しているので腹膜炎の危険性を減らすことができます。機械を使用することで、高齢者や視力の不自由な患者さん、手指を自由に動かしづらい方でも安定してバッグ交換ができます。音声ガイドがついている機械も多いので、ガイドにしたがえば初心者でも安心して交換操作ができるでしょう。

しかし不便な点もあります。けっこう重たいので、出かけるときに携行するのに苦労することもあります。機械の操作がいやな人、機械アレルギーの患者さんは使用したくないかもしれません。機械ですから故障することもあります。故障すると慣れない用手法での交換操作をすることになりますが、ふだん機械に頼っていますから、失敗する危険性は高くなります。こうしたことを考えると、デバイス・システムはふだん使用するにしても、いざというときに備えて、用手法でも確実・安全にバッグ交換のできる技術を習得しておくことが大切といえます。

⑥自動腹膜透析

自動腹膜透析（ＡＰＤ）は自動腹膜灌流装置（サイクラー）を用いて治療するＣＡＰＤのことで、昼間透析液をお腹に貯留するか否かで大きく2つに分けられます。

一つは、昼間お腹に透析液を入れておく方法ですが、ふつうのＣＡＰＤのように、昼間透析液の交換は行いません。夜間入眠時にサイクラーと腹膜カテーテルとを接続し、睡眠中3回、あるいはそれ以上透析液を自動的に交換して治療する方法で、一般的にＣＣＰＤ（持続的周期的腹膜透析）と呼ばれています。朝サイクラーから離れるときに、お腹の中に透析液を入れて、これを昼間はずっと貯留しておきます。

もう一つは、昼間はお腹の中に透析液は貯留せずに、夜間のみサイクラーを使用して治療する方法で、ＮＩＰＤ（夜間間歇的腹膜透析）と呼ばれています。ＮＩＰＤはＣＣＰＤに比べて尿毒素の除去能力は少し劣ることが多いのですが、昼間お腹の中に透析液が入っていないので、腰痛、液漏れ、あるいは腹壁などにヘルニアのある患者さんには好まれる方法です。

ＣＣＰＤもＮＩＰＤも通常夜間に8～10時間かけ、1回1.5～3ℓの透析液を注入し、3～10回交換するＡＰＤを行います。使用する透析液の総量は8～20ℓ、平均10～14ℓとされています。

●サイクラー

ＡＰＤには必須の装置です。簡単にいえば透析液を自動的にお腹に出し入れする機械ですが、注入時間、注入量、貯液時間、排液時間の調節・設定、透析液の加温・混合、限界濾過量（除水量）の測定などの多くの機能をもっています。

たとえば、排液から注液に変わるタイミングも、排液状況や排液量をモニターし、適切なタイミングで切り替わる、あるいはＣＣＰＤの患者さんでは、朝注入する別組成の透析液を最後に確実に注入するなどの働きが備わっています。また、安全性の面でも回路の閉塞がないか、排液・注液が設定や処方どおりに正しく行われているか、温度は適切か、などど多くの監視機能を備えています。これらの機能は、コンピューターシステムでバックアップされています。

●ＡＰＤ用透析液

組成は通常のＣＡＰＤ用透析液と同じですが、ＡＰＤでは大量の透析液を使用するので、

5ℓバッグなど、容量の大きな透析液が準備されています。また、サイクラーを使用して透析液を混合できるので、混合によりいろいろな糖の濃度の透析液を作ることが可能です。

●APDの実際

各装置の専用の接続セットをサイクラーにとりつけ、透析液バッグとつなぎます。腹膜カテーテルと接続チューブを接続し機械を作動させると、朝までに自動的に設定された透析が終了します。

ほとんどのサイクラーは布団でも、ベッドでも使用可能で、途中で何かの事情で透析を中断しようと思えば、専用のキットを用いて中断することもできます。睡眠中に寝返りをうったりしても、通常透析は安全に継続され、もし回路などの閉塞が生じれば安全監視装置が作動して、ブザーなどでおこされます。

原因がわからずにAPDができなくなれば、指導・管理を受けている病院に連絡し指示を受けますが、各メーカーの24時間サービスセンターなどもトラブルの相談にのってくれます。

このようにAPDは夜間に集中して治療を行うので、昼間の活動性が向上する利点があります。しかし、サイクラーや関連機器の扱い方を習得するのに十分な訓練を受けなければなりません。

●特殊なＡＰＤ

サイクラーを利用して、特殊な治療を行うことができます。

ＴＰＤ（干満腹膜透析）と呼ばれる治療法は、お腹の中に大量の透析液を入れておいてそれを頻繁に入れ替え、尿毒素の除去効率を高めることを目的としたＡＰＤです。患者さんが不快感を感じない最大の注入量をまず決め（ふつう2〜3ℓです）、排液時にはその約半分を排液し残りの半分はお腹に残します。こうした交換を全行程が20分程度で繰り返し、常にお腹の中の透析液の尿毒素の濃度を低い状態に保ちます。尿毒素は血液と透析液の濃度の差が大きいほどよく除去されますので、ＴＰＤでは速い速度で尿毒素が体外に除去されていきます。

しかし透析液を頻回に交換しますから、使用される透析液は1回の治療（8〜10時間）で30ℓ近くなり、非常に高価な治療になります。また、全行程を20分ほどで終了するには、腹膜カテーテル内の透析液の流れが注液時も排液時もきわめて良好でなければなりません。こうした事情から、お腹にたくさんの透析液を入れられない子どもや、腹膜の機能が悪くなって、こうした治療が必要な特殊な患者さんを除いて、行われることは少なくなりました。

腹膜機能の悪くなった患者さんでは、夜間のＡＰＤに加えて昼間も液交換を行う方法をとることがあります。これはＣＣＰＤの昼間の貯液時間中に、さらに通常のＣＡＰＤによる液交換を追加する方法です。また、昼間や夕方からサイクラーを使用したＡＰＤを行う

APDの概念(バクスター社パンフレットより)

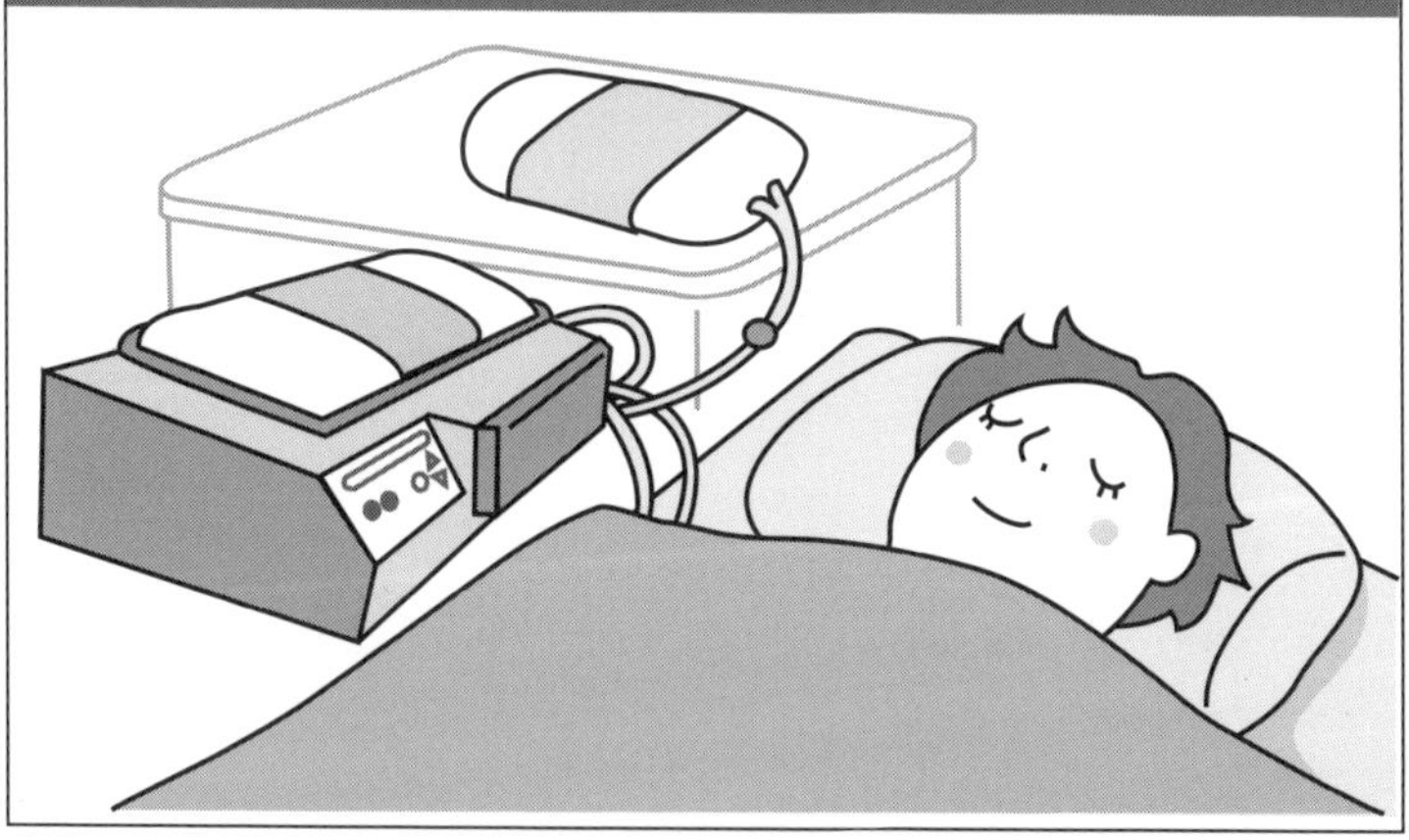

方法も考案されています。さらに最近では、APDやCAPDに週1回の血液透析を併用する治療も、腹膜機能の低下した患者さんには選択されます。このようにAPDはさまざまな病態の患者さんに対する治療法として、また患者さんのライフスタイルに合わせた治療を実現する手段として注目を浴び、今後の進歩が期待されています。

第5章

腎臓移植

腎臓が機能しなくなったとき、血液透析、腹膜透析などの人工腎臓とならぶ第3の治療法である、腎臓移植（腎移植）についてお話します。

腎臓がダメになったときに、ほかの動物や、健康な方から2つある腎臓の一つをいただければ、と考えるのはごく自然なことで、20世紀の初頭から動物実験が開始され、第2次世界大戦後の1945年に初めてヒトでの腎臓移植に成功しました。

1 移植に関する用語

腎臓（臓器）移植のお話をするときに、特別な用語を使用します。まずその説明からしましょう。

●ドナー…腎臓（臓器）をくださる提供者のことです。親や兄弟など生きておいでの方が提供者となられるときは生体腎移植、亡くなられた方が提供者となられるときは献腎（死体腎）移植と呼ばれています。生体腎移植でも、ドナーが血縁者の場合と非血縁者の場合に区別されます。

●レシピエント…腎臓（臓器）を受けとる（移植される）患者さんをいいます。

●同種移植…ヒトとヒト、イヌとイヌなど同じ種間の移植をいいます。現在行われているのはヒトとヒトの間の同種移植です。

●異種移植…ブタの腎臓（臓器）をヒトに移植するなど、種を超えた移植をいいます。いまこの実現が精力的に研究されています。
●拒絶反応…移植された腎臓（臓器）に対し、移植されたレシピエントの免疫系が反応して、これを排除しようとする現象です。他人の腎臓はレシピエントにとって異物ですから、これを殺して、排除しようというのは、細菌を殺して生体を守ろうとする反応と同じように、きわめて自然な現象です。しかしこれを放置しておくと、せっかく移植した腎臓（臓器）が機能しなくなり、やがて細胞が全部死滅してしまいます。
●ＨＬＡ…白血球の血液型です。赤血球にはＡ、Ｂ、Ｏ、ＡＢなどの血液型があるのは皆さんご存じでしょう。白血球にもＡ、Ｂ、ＤＲなど7つの群があり、ドナーとレシピエント間のＨＬＡの相違が拒絶反応の強さ（適合性）を決定する因子の一つです。
●免疫抑制…拒絶反応はレシピエントの免疫反応によって出現するので、免疫を抑えて拒絶反応をできるだけおこさないようにする治療が選択されます。これが免疫抑制療法で、この目的で使用される薬を免疫抑制薬といいます。

2 腎臓移植手術の実際

手術は全身麻酔で行われます。腎臓は背中に左右一つずつありますが、レシピエントの本来の腎臓はそのまま放置され、移植腎は右下腹部の、ちょうど盲腸の裏ぐらいに一つ植え込まれます。したがって、右の側腹部に手術の傷は残ります。移植された腎臓が働くには、動脈と静脈、それから膀胱につながる尿管を移植する腎臓と結ばなければなりませんが、この場所は、血管や尿管と結びやすく、新しい腎臓をおいておきやすい場所なのです。

一方、ドナーの腎臓は背中（側腹部）から手術でとり出しますが、ふつうは左側の腎臓が使用されます。もちろん、献腎移植の場合は左右2つの腎臓を使用させていただき、2名のレシピエントに移植されます。生体腎移植の場合、最近は内視鏡手術で腎臓をとり出すことも可能になってきました。手術の傷跡なども大変少なくてすむ、と好評です。

3 腎臓移植後の治療

生体腎移植では多くの場合手術後すぐに排尿があり、大量の尿が排泄され、こうした場合は移植後の透析は不要となります。逆に、献腎移植では、移植後1～2週間尿の出が悪く、その間透析継続を要することもまれではありません。いずれにしても、拒絶反応を防ぐため、手術直前から免疫抑制薬を十分に使用しなければなりません。免疫抑制薬の量は徐々に減少して行きますが、ほとんどの患者さんでは中止することはできません。透析の代わりに、免疫抑制療法は続ける必要があるのです。

4 腎臓移植の現況

それでは、日本では年間どのくらいの腎臓移植が行われているのでしょうか。表にここ十数年の移植数の推移を示します。年間600～750件の移植が行われ、そのうち生体腎移植が400～600件、献体腎移植が150件前後と横ばいでしたが、一昨年から増加がみられ、2006年は1136例と遂に年間1000例を突破しました。しかし、年間透析導入患者数が3万6千人で、献腎移植を待つ患者さんが1万2千人以上いることを考えると、ますますの増加が望まれます。

生体腎移植はやはり親から子どもへの親子間移植が多く、兄弟、姉妹などの同胞間移植と厳密には血縁者間ではない夫婦間の移植と続きま

腎移植件数と待機患者数の推移

	1985	1989	1996	2000	2006
生 体	415	573	453	600	939
献 腎	147	265	186	146	197
合 計	562	838	639	746	1136
待 機	7109	14107	15000	13362	12046

生体：生体腎移植、献腎：献腎移植、待機：献腎移植希望患者

す。免疫抑制薬の進歩で、ＨＬＡの適合性が少し悪くても、移植の成績が向上した成果ともいえます。

腎移植を希望しても、生体ドナーに心あたりがない方（最近では透析患者さんも高齢化し、通常では生体腎ドナーを得られない方も多くなりました）は献腎移植を待つことになります。昨年は脳死の方を含め、計１９７例の献腎移植が行われましたが、献腎移植数は１９８９年には２６５件あり、それには及ばない結果です。もともと心臓死でも腎臓移植は可能（遺族の提供意思があれば可）なのですが、移植法が制定されてから、腎臓移植にも移植法が適用される（「ドナーの生前の臓器提供の意思表示」が必要）、と多くの医療関係者が誤解してしまったことも原因にあげられています。病腎移植や海外渡航移植など、多くの問題が山積していますが、献腎移植に国民のより幅広い理解が集まり、献腎移植の普及することが期待されます。

第6章

人工腎臓と合併症

血液透析はわが国でもっとも多くの腎不全患者さんが治療を受けている人工腎臓です。しかし人工腎臓にはいろいろな合併症が見られます。

1 短期的合併症

人工腎臓（透析療法）で治療を受けておられる皆さまにみられる合併症は、短期的合併症と長期的合併症に分けられます。短期的合併症は、透析療法そのものが原因となっているいろな症状が出現するもので、透析中の血圧低下や足のつり、吐き気、頭痛などの透析不均衡症候群が代表的とされます。

① 透析不均衡症候群

透析不均衡症候群には、本来の意味の（狭義の）透析不均衡症候群と、広い意味の透析不均衡症候群とがあります。

●狭義の透析不均衡症候群

狭義の透析不均衡症候群とは、血液透析の導入直後に、頭痛や吐き気、おう吐などから、やがて意識障害に陥り、最悪の場合は生命を脅かす経過をたどる疾患（症候群）のことを意味していました。これは、血液透析で血液の中の毒素（尿毒素）は急激に体外に除去されますが、細胞の中にたまった毒素の除去は遅れ、細胞の中と外（血液）の毒素の濃度（濃さ）に大きな差ができて、この差が原因となって生じる症候群と考えられました。

●尿素による透析不均衡症候群

代表的な毒素に尿素（ＵＮ）があり、皆さんはいつもＢＵＮという検査で血液の中の尿素窒素濃度を知らされていると思います。腎臓が正常に働いていれば、ＢＵＮは20㎎／dℓ以下ですが、腎不全で透析が必要になる頃には１００を超えて、昔は２００㎎／dℓにもなることがありました。皆さんもよくご存じの通り、ＢＵＮは透析後にはふつう前値の半分以下、だいたい40％くらいまで低下しますから、２００の人が初めて透析をすると80位まで急に血液の中のＢＵＮ濃度は低下します。尿素は通常は細胞の中も外も自由に移動できるので、血液の中の濃度が80まで低下すれば、細胞の中の濃度も80まで速やかに低下して、細胞の中と外の濃度の差は生じません。しかし脳は特別で、血液・脳関門という特殊な脳を保護する仕組みがあって、尿素でもこの関門を自由に移動することはできません。そのため、血液のＵＮは80まで下がったのに、脳（正確には脳脊髄液）のＵＮ濃度は１５０位にしか低下せず、脳の細胞と血液間に大きな濃度差が生じます。

こうした濃度の差があると生体は困りますから、この差をなくすために、濃度の濃い方の脳に低い方から水が移動して濃度を薄め、やがて血液と脳の尿素の濃さは同じになります。しかしこのとき脳細胞の中には水がいっぱいになってしまい（脳浮腫）、脳圧が上昇して、意識障害をおこすのです。

透析導入後すぐにおこるこうした重度の透析不均衡症候群の原因が以上のように解明されたので、透析導入期には短時間の連日透析を行い、徐々に血液中の尿素濃度を下げて、不均衡症候群が出現しないように注意が払われるようになりました。

●広い意味の透析不均衡症候群

意識障害からときには生命をも脅かす狭義の透析不均衡症候群には至らなくても、透析中の細胞の中と血液間の物質の濃度差はいつでも生じる可能性があります。とくに尿素のように細胞の中も外も自由に移動できる物質はまれで、ほとんどの物質は細胞の中と外を短時間に簡単に移動することができません。したがって、細胞の中と外の濃度の差が原因となる症状が広くみられます。細胞の外と中の濃度が同じでない（不均衡である）ことが原因になる、という意味でこれらの症状をまとめて透析不均衡症候群と呼んでいるのです。

たとえば、透析中、塩分（ナトリウム）が血液から除去されますが、筋肉の細胞内の塩分は簡単に除去されません。そこで塩分に濃度差が生じ、透析中にしばしば足のつり（筋痙攣）がみられます。こうした症状には濃いナトリウム液を注射したり、透析液のナトリウム濃度を少し高くして治療や予防がはかられます。同じようなことはカリウムやカルシウムにもみられ、筋痙攣だけでなく、不整脈などの原因となります。注意しなければならないのは、この広い意味の透析不均衡症候群は透析導入期のみに限らず、維持透析中など

透析不均衡症候群の分類と症状および対策

	本来の透析不均衡症候群	広い意味の透析不均衡症候群
時期	透析導入期に多い	透析導入期、維持治療期にかかわらずみられ、透析後半から終了時に起こりやすい。24時間以内に改善することが多い
症状	頭痛、吐き気、嘔吐、四肢のふるえ、痙攣、意識障害、死亡	血圧低下、筋痙攣、だるさ、不整脈など
対策	透析導入期の短時間・連日透析、腹膜透析、血液濾過など	長時間の緩徐な透析、血液濾過、血液透析濾過、腹膜透析、高ナトリウム透析、重炭酸透析、生理食塩液の補液、高張ナトリウム液、カルシウム液注入など

の時期にも広く出現することです。

透析中や透析終了直後に血圧が下がることも皆さんよく経験されるでしょう。これにも不均衡が関与しています。簡単に水を考えてみると、透析中水は血液から体外に排除（除水）され、血液中の水分は減少します。水は細胞の中と外を素早く移動できませんから、細胞から血管の中への水の移動は除水速度より遅くなります。そのため、血管の中の水の量が減り、血圧が低下して、全身がだるくなったり、ときにはショックに陥り、おう吐したりすることになります。これも細胞の中と外（血管内）の水の量の不均衡が原因になると考えられます。

もちろん血圧が低下する原因には、こうした水や塩分、尿毒素の不均衡のほかにも、以前お話した透析膜の補体活性化やブラジキニン産生、透析液の汚染、あるいは透析液の中に含まれる酢酸など多くの要素が関与しますが、その中でもっとも大きな原因が水と塩の不均衡といえるでしょう。

●透析不均衡症候群と透析困難症

このように現在では透析不均衡症候群を広い意味でとらえ、頭痛や意識障害といった神経系の症状だけでなく、血圧低下や筋痙攣などの全身の症状も加えて不均衡症候群と呼ぶようになっています。

しかし、10年以上前には不均衡症候群は神経系の症状に限定して使用し、それ以外の症状には別の言葉を用いるべき、との意見も強くありました。そこで考え出されたのが透析困難症という造語で、透析中から直後にかけて透析療法に関連して生じるすべての症状をまとめて透析困難症と呼ぼうという考えでした。女性には生理のときに腹痛や頭痛などさまざまな症状がみられ、これらはまとめて月経困難症と呼ばれていたので、こうした考えが生まれたようです。

提唱者は、故中川成之輔先生でした。最近ではあまり使われなくなりましたが、懐かしく思い出される言葉です。

2 長期的合併症の原因

長期間透析を受けるとさまざまな合併症の生じることは皆さんよくご存じです（長期透析合併症）。どうして合併症を避けられないのか、そうした原因をいくつか考えてみましょう。

① ホルモンを作れない

生体の腎臓は尿を排泄するだけでなく、各種のホルモンを作り出します。しかし透析ではホルモンはできませんから、ホルモン不足に陥って、短期間でも異常が表れます。

エリスロポエチンは腎臓で作られて、骨（骨髄）で血液（赤血球）を産生させるホルモンですが、腎臓の働きがダメになるとこのホルモンが不足して、血液が足りない状態（貧血）となります。幸い科学の進歩でエリスロポエチンは遺伝子操作で培養細胞から薬として作られるようになり、それを注射することで貧血は飛躍的によくなりました。しかし、腎臓の正常な人々と比べると、やはり透析患者さんの血液の足りない状態（貧血）はまだ持続しています。血液を作るホルモンの不足が完全に解消したわけではありません。

ビタミンDも腎臓でホルモンとなる物質です。したがって、やはり透析患者さんではビタミンDが不足して血液のカルシウムが減少し、やがて副甲状腺ホルモンが増加して骨や関節の障害がでてきます。血液のカルシウムが下がるのはすぐおこる現象ですが、骨や関節にまで影響が及ぶのには何年もの時間がかかります。ビタミンDの不足に対しても、薬でビタミンDを補っていますが、残念ながらその効果は限られていることは皆さんがよくご存じです。

②尿毒素の処理が不十分

透析では腎不全で体にたまる多種の毒素（尿毒素）を体外に除去していますが、腎臓ほど完全に除去できるわけではありません。β2―ミクログロブリンは腎臓で排泄、あるいは壊される物質ですので腎不全患者さんでは、体の中にたまってきます。このβ2―ミクログロブリンは尿素やクレアチニンなどの尿毒素に比べて大きさ（分子量）の大きな物質なので、透析ではよくとれません。つまり、生体の腎臓では高い効率で処理できますが、人工腎臓では十分除去することができずに、長年透析をするにしたがい体内にますますたまっていきます。やがて大量にたまった$\beta 2$―ミクログロブリンはアミロイドという異常な物質を形成します。このアミロイドが腱や骨・関節に蓄積して手根管症候群や背骨・関節の障害を引

長期間透析を受けている患者にみられる合併症（長期透析症候群）

1. 心臓の機能低下（心不全、透析心）
2. 動脈硬化（脳出血、脳梗塞、心筋梗塞、狭心症、閉塞性動脈硬化症など）
3. 貧血
4. 透析骨症（骨折、骨関節痛、2次性副甲状腺機能亢進症など）
5. 透析アミロイド症（手根管症候群、関節炎、脊椎障害など）
6. 腎臓の嚢胞化と癌化
7. 免疫の低下（感染症、癌にかかりやすい）
8. 痒み
9. 栄養不足
10. 性機能低下
11. 被嚢性腹膜硬化症（腹膜透析患者の場合）
12. その他

きおこします。この合併症は腎臓の働きの正常な人には生じない異常な物質アミロイドがたまって発症するので、透析アミロイド症と呼ばれています。β2−ミクログロブリンがたまって、アミロイドを作って、それが体のあちこちに蓄積して症状がでるわけですから、何年もかかって合併症が進行する代表的な長期透析合併症です。

③ 間欠的にしか働かない

生体の腎臓は1日24時間、週168時間持続的に働き続けますが、血液透析という人工腎臓は週2〜3回、1回4〜5時間、週12〜15時間しか働きません。働いている時間が短いことも問題ですが、1日、あるいは2日おきにしか働かないことが人工腎臓のより大きな弱点です。働かない間に水や塩、尿毒素がたまり、透析前には血液の中にこれらがあふれた状態になります。48〜72時間かけて大量にたまったこれらの物質を4〜5時間でいっぺんに除去するのですから、体がびっくりして透析不均衡症候群がおこります。次回の透析までまた毒素や水がたまることを見越して、余計に除去しておかなければなりません。つまり、脱水で体がふらふらな状態まで水や毒素を除去して透析を終えることになります。透析が終わっても次の透析までに水や尿毒素が増えすぎてはいけませんから、食べたいものも食べず、飲みたいものも飲まずで、我慢を強いられます。こうした現在の間歇的な治療自体が心臓に障害を与えたり、栄養不良の大きな原因となるのです。

3 長期透析症候群

このように徐々に進行する合併症は、現在の透析療法が人工腎臓として不完全であることが主因となっていますから、いまの透析療法を続ける限り、その予防と治療には限界があります。つまり、ほとんどの透析患者さんは、遅かれ早かれ、やがてこうした長期合併症に見舞われる危険性がきわめて高いのです。透析年数が長くなるにしたがい、こうした合併症に罹患（りかん）する可能性は高くなります。こうしたことを踏まえ、長期間透析治療を受けておいでの患者さんにみられるこれらの合併症を、長期透析症候群と呼ぶことがあります。

長期透析症候群の影響

こうした長期合併症は、もちろん患者さんの生命にかかわる場合もありますが、多くは日々の生活に大きな支障をもたらします。少しの労働や運動で息苦しくなったり、歩行や体の動きが不自由であったり、症状はさまざまですが、いずれも快適な日常生活を阻害する要因です。生活の質（ＱＯＬ）が阻害された状態になるのです。このため、長期透析症候群への対策が、現在解決を迫られている火急の課題の一つとされています。

第7章

長期透析症候群

この重要な課題である長期透析症候群に焦点をあて、その原因と症状、予防と治療・対策を考えていきたいと思います。

1 リンが高い（高リン血症）

リンはタンパク質をはじめ多くの食物に含まれ、食事をすれば腸から血液の中にとり込まれます。一方、体の中で使われたリンは主に尿に排泄されるので、腎臓の働きが悪くなるとリンは体にたまることになります。

① リンの出納（バランス）

通常の食事では1日約1200㎎のリンが摂取されます。うち約400㎎が便中に排泄され、腎臓が働いていれば残りの800㎎が尿中に捨てられて、リンの出納が保たれることになります。

しかし、透析患者さんでは尿はほとんど出ませんから、尿中への排泄は0となります。その代わりに透析でリンを除去します。透析方法や時間により異なりますが、だいたい1回の透析で約1000㎎のリンが除去されます。週3回で3000㎎、便中への400×7日＝2800㎎と合わせ、およそ6000㎎のリンが体外に排泄されます。

一方、1200×7日＝8400㎎のリンが1週間で体内に入ってきますから、少なく見積もっても、週に2000㎎以上のリンが体内にたまることになります。

②たまったリンの行き先

体内でもっともリンをたくさん含んでいる臓器は骨です。したがって、体にたまったリンが骨にとり込まれて、骨の材料として正しく用いられるのであれば問題はありません。しかし骨にいつまでもリンをため込むことはできません。骨から溢れ出たリンは、まず血液の中にたまります。これを高リン血症といいます。正常では血液中のリンの濃度は4.5㎎／dℓ以下ですが、皆さんの透析前のリン値は、おそらく6㎎／dℓ以上ではないでしょうか。

血液中でリンが高くなると、血液に溶けなくなり、カルシウムとくっついて骨以外のところにたまってきます。これを骨以外のところにカルシウムがつくという意味で異所性石灰化と呼んでいます。異所性石灰化はカルシウムとリンの値をかけ算した積（カルシウム・リン積）が高ければ高いほど出現しやすくなります。

③高リン血症と生命予後

高リン血症は生命予後と強い関係のあることがわかっています。アメリカの血液透析患者さんのデータですが、年齢や性、透析の原因となった病気（腎炎、糖尿病など）、透析年数、合併症など生命に影響を及ぼす多くの要因で補正して、純粋にリンだけの影響をみると、血清リンが4.4〜5.5mg／dℓとリンが比較的コントロールされている患者さんに比べて、リンが6.6〜7.8mg／dℓでは死亡の危険性が18％、リンが7.9mg／dℓ以上では39％も増加するといいます。

どういう病気で死亡する危険が増すかを調べると、心筋梗塞や狭心症などの虚血性心疾患による死亡が増えることがわかりました。血清リンが6.5mg／dℓ以下の患者さんと、6.5mg／dℓを超える患者さんで比較すると、虚血性心疾患で死亡する危険性は41％も増加するというのです。

④血管の石灰化

血液からあふれたリンは高率に血管の壁に結合して血管壁を石灰化します。つまり血管の壁を石（骨）のように硬くするのです。当然血管としての弾力も失われて、血管は高度の動脈硬化に陥ります。この血管の石灰化の程度を特殊な診断（ＣＴ）装置で調べてみると、心臓をとり巻く血管（心筋梗塞や狭心症を引きおこす血管で、冠動脈といいます）の石灰化は透析患者さんで飛び抜けて高く、透析期間が増加すると石灰化はどんどん進行することがわかりました。さらに驚くべきことに、この血管の石灰化は30歳前の若い透析患者さんから認められることです。高リン血症は年齢とともにこの血管の石灰化を促す重要な因子であることが証明されました。最近の日本での研究でも、血管石灰化は透析患者さんで高度に認められています。

⑤心臓弁膜の石灰化

リンが高いと血管の石灰化だけではなく、心臓の弁の石灰化も進行します。心臓の弁は心臓から血液を送り出すときに重要な働きをしており、弁が閉まらないと、あるいは弁が狭くなると十分な血液が送り出されず、各臓器が血液の不足から役割を発揮することができなくなります。また、心臓から十分送り出されない血液は心臓や肺の中にたまって、心

高リン血症がもたらす問題点

異所性石灰化
血管石灰化（動脈硬化）
心臓弁膜石灰化（弁膜症）
関節石灰化（関節症）
皮下石灰化（かゆみ）

★

副甲状腺ホルモン分泌
骨・関節障害（透析骨症）
その他、多彩な症状

★

生命予後の悪化

★

QOLの低下

不全や肺水腫などの命にかかわる合併症を引きおこします。

皆さんも心臓弁膜症という恐ろしい病名は聞いたことがあるでしょうが、まさに弁膜の石灰化は心臓弁膜症の原因となるのです。心臓弁石灰化のある透析患者さんの生命予後は、ない患者さんに比べて悪いこともわかっていますので、リンが高いと命にかかわる原因の一つが、弁膜の石灰化といえます。

⑥副甲状腺ホルモンの増加

リンが高くなると直接副甲状腺に働き、副甲状腺ホルモン（ＰＴＨ）を分泌させます。ＰＴＨは尿中へのリンの排泄を増やす作用がありますから、腎臓が機能していればリンは下がって、高リン血症は改善します。しかし透析患者さんでは尿は出ませんから、リンは下がらず、高リン血症は持続します。

しかし問題は高リン血症が持続するだけでなく、ＰＴＨが増える（亢進）ことで高リン血症はさらに悪化することです。なぜかといえば、ＰＴＨは骨に働いて骨を壊し、骨からカルシウムやリンを血液中に放出させる作用をもつからです。

したがって、リンについてのみ注目すると、高リン血症でＰＴＨが増えるとさらに骨からリンが血液に移り、それがまたＰＴＨを増やすという悪循環に陥ることになります。

同時に、ＰＴＨでカルシウムも増加しますから、異所性石灰化はますます悪化することになります。いずれお話しますがＰＴＨの骨を壊す作用から骨もぼろぼろになり、骨折や骨痛を引きおこすことになります。

⑦高リン血症の予防法と治療

このように合併症の原因としての素顔が明らかになった高リン血症ですから、これを予防・治療することがきわめて重要です。まず尿が出ないことがリンのたまる主因ですから、腎臓の代わりの透析でリンをできるだけたくさん除去することが期待されます。

リンを除去しやすい、いわゆるハイパフォーマンス（高機能）透析膜、血液透析濾過法（ＨＤＦ）などが応用され、ある程度除去量を増すことができました。しかし、透析でたくさんのリンをとろうとしても、透析中リンの血中濃度は早く下がってしまうため、時間をかけて透析をしないとたくさんのリンはとれません。一方、透析回数を増やせばリンの除去量は増加させることができます。逆をいうと、透析時間、透析回数という壁を超えないと、透析によるリン除去量の有効な増加は期待できないことになります。

●食事療法

透析で除去されるリンの量が限られているのであれば、リンをとらない食事療法が次の予防手段となります。通常１日１２００㎎程度のリンを食事からとっているので、これを８００㎎ぐらいに減らそうというのが食事療法の目標です。

しかし、リンは主にタンパク質に含まれており、リンの摂取量を3分の2にしようというこの目標をそのまま実現させようとすると、タンパク質の摂取量を大きく減らさなければなりません。

体重1kgあたり1.2gのタンパク質を食べている人は、極端な場合は0.8gに減らさなければならなくなります。透析になったのは残念だけれど、透析に入る前の0.6g以下の低タンパク食からは逃れられて、これだけは楽になったとホッとされておいでの方には、またタンパク制限の悪夢が訪れることになります。

しかも、これから何十年も透析療法を続けなければならないこと、透析自体でタンパク質の原料であるアミノ酸が透析液に除去されることを考えると、透析患者さんに低タンパク食を継続していただくのは医学的にも問題があります。

そこで、食事療法はリンを多量に含む乳製品、小魚類、加工食品（ハムなど）を避けていただくことを第一とし、低栄養となるおそれのある極端な低タンパク食とならないようお勧めしています。お菓子やインスタント食品にもリンが添加物として多量に使用されていますので、注意してください。

●薬物療法

ある程度タンパク質はとっていただき、なおかつ高リン血症にならないためにはリン吸着薬を服用していただくことです。

リン吸着薬は腸の中でリンと結びつき、リンが腸から血液の中に吸収されないように作用すると同時に、便中へリンを排泄させます。どのような薬がリン吸着薬として使用されてきたかを振り返ってみましょう。

【アルミニウム剤（アルミゲル）】

長い間透析を続けておいでの皆さまには懐かしい薬剤かと思います。アルミニウム（Aℓ）はリンと強く結びつき、リン吸着作用はとても強い薬でした。しかし、服用しづらく、多量に服用していただく患者さんにはアルミゲル入りクッキーなどをお勧めすることもありました。

この薬の一番の問題は、Aℓが腸から少しずつ血液に吸収されてしまう点です。腎臓の働きの正常な人では、たとえ血液

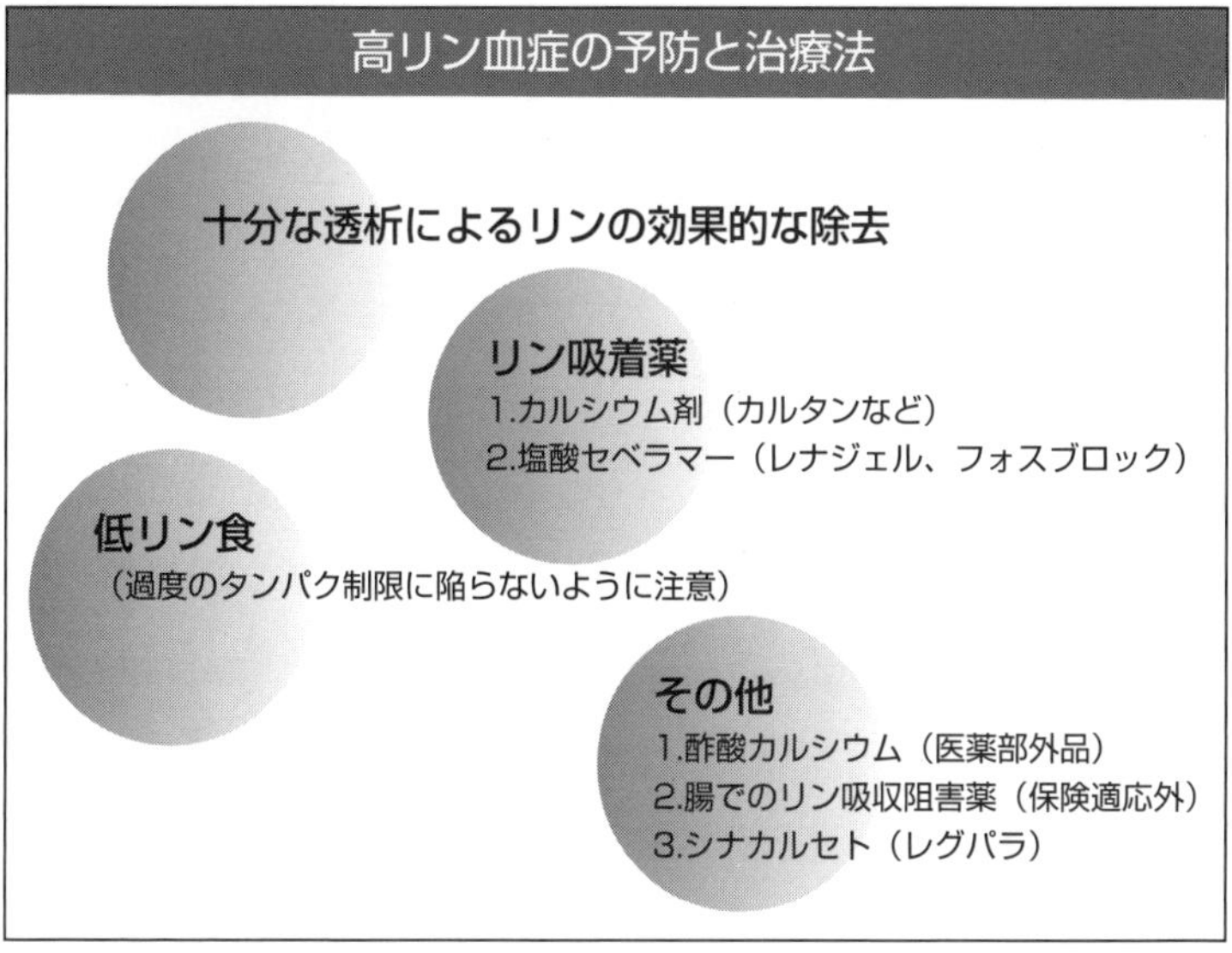
高リン血症の予防と治療法
十分な透析によるリンの効果的な除去
リン吸着薬
1.カルシウム剤（カルタンなど）
2.塩酸セベラマー（レナジェル、フォスブロック）
低リン食
（過度のタンパク制限に陥らないように注意）
その他
1.酢酸カルシウム（医薬部外品）
2.腸でのリン吸収阻害薬（保険適応外）
3.シナカルセト（レグパラ）

中にAℓがとり込まれても、尿中に排泄されるので体にたまることはありません。しかし、透析患者さんは尿が出ませんから、血液にとり込まれたAℓが少しずつ体にたまり、悪影響を及ぼすことが判明しました。具体的には脳にたまると透析脳症と呼ばれた意識や精神の障害を、骨にたまるとAℓ骨症と呼ばれた骨の障害（骨折や骨痛）をおこしたり、エリスロポエチンの効かない貧血の原因となることがわかったのです。このため、1992年からは透析患者さんにAℓの入った薬を使うことが禁止されました。しかし、Aℓはアルミゲル以外のたくさんの薬にも含まれています。市販の消化剤や胃薬に含まれていることもありますので、透析患者さんはAℓを含んでいる薬を服用しないよう、十分な注意が必要です。

【カルシウム製剤】

Aℓ剤に代わって使用されたのが炭酸カルシウムを代表とするカルシウム剤です。カルタンという薬は炭酸カルシウムを錠剤とした薬です。カルシウム剤のリンとの結合能力はAℓより弱いものの、Aℓ蓄積のような副作用がみられないことで広く用いられています。

しかし、カルシウムが腸管から血液中にとり込まれると、血液のカルシウム濃度が上昇し、そのため使用できるカルシウム剤の量が限られる弱点があります。とくに活性型ビタミンD剤とあわせて服用すると、ビタミンDにも血液のカルシウムを増加させる作用があるので、カルシウム剤の使用量はますます制限され、結果的に高リン血症を治療できない状態に陥っていました。

【塩酸セベラマー】

こうした中でAℓも含まないリン吸着薬が望まれていましたが、米国のベンチャーがセベラマーという薬剤を作りあげました。この薬はプラスに荷電しており、マイナスのリン酸をプラスとマイナスの電気の作用で吸着します。さらにこの薬は腸の中で分解されず、そのまま便中に排泄されます。したがって、Aℓやカルシウムが腸から血液にとり込まれたような心配をしないで高リン血症の治療が可能です。わが国にも2004年の6月から、レナジェル、フォスブロックという名前で登場しました。

しかしこの薬にも問題があります。それは、腸の中で薬が膨潤し（ふくれあがり）、便秘やお腹の張り、腹痛などを高頻度におこすことです。ですから、腸閉塞など腸を食べ物が通りにくい病気をもっている患者さんには使用できません。たとえそうした病気がなくても、この薬を飲んでから便秘になったり、便秘が悪化することが予想されるので、定期的な排便に努めたり、便秘がみられたときには担当医と早く相談することが大事です。リン吸着薬はリンを便中に出すことが役割ですから、便がでなくてはその効果は期待できません。

また、便秘だからといって、むやみに浣腸をするのは危険です。とくにお年寄りでは腸の壁が薄くなっており、浣腸の圧力で腸が破れて大変な合併症をおこす可能性もあります。担当医と相談をして便秘の予防と治療をすることが大切です。

この薬は食直前の服用ですが、カルシウム剤（食直後や食中に服用）と併用して、便秘などの副作用が出現するのを抑えるのも一法です。

この薬にはリンの低下と同時に、コレステロールを減少させる効果もみられます。ご存じの通りコレステロールには悪玉コレステロール（ＬＤＬコレステロール）と善玉のＨＤＬコレステロールがありますが、セベラマーは悪玉を下げ、善玉を増加させる効果があります。こうしたコレステロールに対する効果も、透析患者さんで動脈硬化の防止に役立つのではと期待されています。

これまでお話した十分な透析、リン制限をめざした食事療法、そしてカルシウム剤とセベラマーを用いた薬物療法で、透析患者さんでは透析前のリン値3.5〜6.0㎎／㎗を目標にすることが大切と考えられています。

2 副甲状腺ホルモンが高い

副甲状腺ホルモンは、異常に高い状態でも低い状態でも合併症をおこすのですが、手始めに高い状態から始めます。

①副甲状腺ホルモン（ＰＴＨ）とは

副甲状腺ホルモン（ＰＴＨ）は副甲状腺で作られます。副甲状腺は首の前面の甲状腺の裏に左右、上下に計４つ存在し、正常人ではマッチ棒の先の赤い部分に満たない大きさです。副甲状腺のことを上皮小体とも呼びますが、正常ではきわめて小さな臓器です。

ＰＴＨは骨のカルシウムを血液の中にとり入れたり尿に排泄するカルシウムを減らす作用があり、血液の中のカルシウムを増やす働きをしています。もう一つの働きは尿中へのリンの排泄を増やすことです。つまりＰＴＨは、血液中のカルシウムとリンの濃度を正常に保つ作用をもつホルモンです。

ですから、血液の中のリンが増えれば副甲状腺でＰＴＨがたくさん作られ、また、血液の中のカルシウムが不足しても同様にＰＴＨが作られます。

②ＰＴＨの増加（2次性副甲状腺機能亢進症）

腎臓が働かなくなり尿中に排泄されるはずのリンが血液にたまる（高リン血症）と、これがＰＴＨの産生を促します。正常人ならＰＴＨが増えると尿中にリンが排泄されるのですが、尿が排泄されないため、さらに高リン血症が持続し、このことがますますＰＴＨの値を増加させることになります。

腎臓はビタミンＤをつくる働きをもつことはお話しました。ビタミンＤは腸の中の食べ物からカルシウムを血液の中に吸収させる働きをします。しかし、腎臓が悪くなるとビタミンDが不足するため、カルシウムが腸から吸収されなくなってしまいます。こうして血液の中のカルシウムが低下（低カルシウム血症）することで、PTHの産生を促すことになります。

このように腎臓の働きが悪くなると、PTHは必然的に増加することになりますが、このようなPTHの過剰な病態を2次性副甲状腺機能亢進症、あるいは腎性副甲状腺機能亢進症と呼んでいます。

③ 2次性副甲状腺機能亢進症が原因となる症状

2次性副甲状腺機能亢進症になると次にお話するようなさまざまな異常が出現します。

●骨や関節を壊す

PTHが増加すると骨を削ってカルシウムを血液中に放出する結果、骨折しやすくなります。はっきり骨折したとわからなくても、小さな骨折が積み重なって、胸郭が変形したり、身長が短縮することもまれではありません。日常生活の中のちょっとした出来事で骨が折れてしまい（病的骨折）、活動が大きく制限されます。

また、関節が痛くなり、動かせる範囲が狭くなることもあります。アキレス腱や大腿、膝の腱が痛むことも多く、ときには筋肉と骨とをつないで筋肉の動きを骨に伝える腱が切れてしまい、まったく歩けなくなってしまう（腱断裂）こともあります。

●異所性石灰化

骨以外の臓器や組織にカルシウムとリンがくっつく現象です。血管の壁が固くなり動脈硬化をおこしたり、心臓の弁にくっついて弁膜症を引きおこしたりと、異所性石灰化は生命予後を短縮する要因であることは高リン血症のところでお話しました。

関節の中が石灰化すれば関節炎から関節は痛み、腫れあがり、動かすこともままなりません。白目にたまると、結膜炎をおこして白目が真っ赤に充血します。皮膚の下にたまる

副甲状腺ホルモンの過剰が原因となる病状

1 ● 骨折
2 ● 骨痛
3 ● 関節痛
4 ● 腱の骨からの剥離
5 ● 異所性石灰化
6 ● 末梢循環障害
7 ● 心筋障害
8 ● 貧血
9 ● 神経障害
10 ● 免疫低下
11 ● 動脈硬化
12 ● 性機能低下
13 ● その他

と痒みの原因になります。

●貧血を悪化させる

骨を壊す過程でPTHは血液を作る場所である骨髄も削りとってゆきます。また、PTHは赤血球の卵が赤血球に育つのを妨げます。さらに赤血球の壁を脆くして、赤血球の寿命を短くします。これらはすべて貧血を招く原因になり、エリスロポエチンを注射しても効かない貧血の原因となります。

●神経の働きを妨げる

神経には信号が流れ、さまざまな情報が伝達されます。PTHはこの信号の流れを妨げる作用があります。手足のだるさだけでなく、神経の中を信号が流れる速度が遅くなる異常、さらには脳波や脳神経系の異常にもPTHの関与が疑われています。

●心臓の働きに影響する

PTHは心臓にも作用します。先ほどは異所性石灰化の影響を書きましたが、異所性石灰化以外にもPTHが高いと脈拍が増えるとか、心臓の筋肉（心筋といいます）に変化がおきて、心臓を収縮させる力が衰えるとかいろいろな影響が疑われています。

●頑固な痒みをもたらす

痒みは腎不全患者さんに共通の悩みの一つです。原因は多種多様ですが、PTHの過剰も原因の一つです。とくに頑固で高度な痒みの原因になることが知られています。これは、副甲状腺を手術でとり去ると、頑固な痒みが改善することで裏づけられています。

●性機能障害の進行

ＰＴＨは性機能障害にも関係します。インポテンツ、月経異常、性欲低下などで悩まれる患者さんもおいででしょう。この原因の一部にＰＴＨの増加があります。これらの改善も副甲状腺を外科的に除去することで得られることがあります。

●その他

透析患者さんでみられる脂質（中性脂肪やコレステロール）の異常、食後血糖の過度の上昇、多くのホルモンの異常など多岐の障害にもＰＴＨの増加が関係していることがわかっています。

また、透析患者さんは感染症やがんにかかりやすいといわれていますが、この原因となる免疫力の低下にもＰＴＨの増加が関与しています。

ＰＴＨの働きを受けとるＰＴＨの受容体が骨以外の多くの臓器に分布していて、ＰＴＨの増加がこのように広範な影響を及ぼすことになるのです。

④２次性副甲状腺機能亢進症の診断

●血液中のＰＴＨ値測定

血液の中のＰＴＨの濃度は健康な人では60（65という人もいます）pg／mℓ以下を示します。

では、これより高い値はすべて異常か、というとそうではありません。透析を受けている皆さんでは、ＰＴＨの骨への作用がさまざまな原因（たとえば尿毒素の蓄積など）で抑えられます。ＰＴＨは多すぎれば骨を削って過度に骨を壊し、骨折をおこしやすくしますが、本来の働きは、血液中のカルシウムとリンの値を正常に保ち、そして骨を作り、寿命がくればこの骨を壊し、また新しい骨を作る働きをすることです。

骨を詳しく分析してみると、正常のＰＴＨ値では透析患者さんの骨を作ったり、壊すには不足で、透析患者さんが健康な骨を維持するにはＰＴＨを１５０〜３００pg／mℓに保つのが適切と考えられています。一方、骨を無視して、生命予後とＰＴＨの関係だけをみると、ＰＴＨは60〜１８０pg／mℓが最適という考えもあります。現在日本では後者の考えが主流となっています。

ここで注意してほしいのは、ＰＴＨとカルシウムには密接な関係があることです。血液中のカルシウムが減るとＰＴＨが増えて骨からカルシウムを溶かしだして、血液中のカルシウムを正常化させ、逆に血液中のカルシウムが高すぎるとＰＴＨが低下し骨からのカルシウムの吸収を減らし、血液中のカルシウムは正常化します。

ですから、皆さんのＰＴＨ値が測られたときにカルシウムはどういう状態であったかが重要になります。たとえば、ＰＴＨが５００pg／mℓと高値であっても、そのときのカルシウムが正常より低ければ、カルシウムが低いからＰＴＨが見かけ上高くなっている可能性

2次性副甲状腺機能亢進症の診断	
1	血液PTH値：血液カルシウム値を参照して判断 （目標60～180pg/ml）
2	血液アルカリホスファターゼ （250U/l以下を目標） 骨型アルカリホスファターゼ
3	副甲状腺サイズ　エコー検査　CT検査 MRI検査　シンチグラム

があります。こういう場合には薬を飲んでカルシウムを正常化させ、カルシウムが正常なときにもう一度調べてみなければいけません。

逆にＰＴＨが１８０pg／mlと一見正常でも、そのときのカルシウムが高値であれば、カルシウムが正常なときのＰＴＨはもっと高いと考えられ、２次性副甲状腺機能亢進症が強く疑われることになるのです。

皆さんが透析を受けている病院や診療所では通常３か月毎にＰＴＨを測りますから、ＰＴＨの値だけでなく、カルシウムの値も見比べて、ＰＴＨが適切な範囲に保たれているかを担当の先生に判断してもらってください。

●骨の酵素の検査

ＰＴＨが増えてきて骨を異常に削り始めると骨に関連する酵素に変化が見られます。

もっとも代表的なのがアルカリホスファターゼ（ＡＬＰ）という酵素です。正常は２５０Ｕ／ℓ程度が上限ですが、骨が削られるような状態になると、さらに上昇がみられます。しかしALPは骨だけではなく、肝臓や胆嚢などの異常でも増加するので、増加しているのが骨で作られているALPかどうかの区別が必要になります。こうした目的で、骨で作られるALPのみを測定する骨型ALPという検査も最近普及してきました。

骨型ALPはいろいろなタイプの検査法が用いられているので、各病院でその正常値を教えてもらうのがよいでしょう。

●副甲状腺の腫大とその測定

2次性副甲状腺機能亢進症が進んでくると、副甲状腺はだんだん大きくなってきます(腫大)。正常ではせいぜいマッチ棒の先くらいですが、病気が進むと小指、あるいは親指の先くらいまで腫大し、首の皮膚の上からも触れることができるようになることもあります。また、4腺(正常な人では副甲状腺は4つ、甲状腺の後ろにある)全部が腫大することも、1腺のみにとどまることもありますが、程度に差はあるものの4腺とも腫大するのがふつうです。

副甲状腺のサイズを測るもっとも正確で、患者さんにとって楽な方法は頸部超音波(エコー)検査です。首を伸ばして仰向けに寝ていただき、首の上からエコーの器械を皮膚にあてて中を映し出します。患者さんは痛くも痒くもないのがふつうですし、最近ではポータブルタイプの器械も使われるようになり、透析中に測っている病院もあると聞きます。

時期を変えて何回も測ることができますから、だんだん大きくなる過程を知ることもできます。

エコー検査の欠点は、副甲状腺が頸部の定位置にない（異所性副甲状腺という）、あるいは定位置とは別にほかに5つ目、6つ目の副甲状腺がある方がおられ、そうした特殊な方の場合、副甲状腺を見つけたりサイズを測ることが難しいことです。

この異所性副甲状腺を検査するのにシンチグラムと呼ばれる検査方法があります。これは副甲状腺に集まる性質をもつ特殊な物質に微量の放射線をつけて血管の中に注射し、副甲状腺に集まった放射線を写真に写して、頸部以外にある副甲状腺を見つける方法です。胸部など、かなり離れた部分に副甲状腺が見つかることもあります。シンチグラムに使用される放射線はきわめて微量ですから、人体に影響はありません。しかしこの検査では大きくなった副甲状腺しか写りませんので、副甲状腺が腫大する経過を観察するには不向きです。

その他よく用いられる検査法には頸部のＣＴ検査やＭＲＩ検査がありますが、シンチグラムを含め、これらの検査は設備の整った病院でないと施行できません。

⑤ ２次性副甲状腺機能亢進症の予防

ＰＴＨがたくさん作られる主因は、すでにお話したように、リンが増加する（高リン血症）こととカルシウムが低下する（低カルシウム血症）ことです。また、低カルシウム血症には腎臓で十分作られなくなるため生じるビタミンD不足が大きく影響しています。したがって、2次性副甲状腺機能亢進症を予防するためには、高リン血症、低カルシウム血症、ビタミンD不足を防ぐことが重要となります。

高リン血症の予防と治療は先に書きました。

低カルシウムを防ぐには、高リン血症を避けることと活性型ビタミンDの不足を補うことが大切です。低カルシウムを防ぐためには、以前説明したようにリンが高くなるとカルシウムが低くなりますので、高リン血症の管理が重要です。ビタミンDの不足は残念ですが、食事や日常生活では解消できません。活性型ビタミンDといわれる、アルファロール、ワンアルファ、ロカルトロールなどの薬を少量服用する必要があります。

⑥ 2次性副甲状腺機能亢進症の内科的治療

大きく内科的治療と手術を含むそれ以外の治療に分けられますが、最初に内科的治療を紹介します。

2次性副甲状腺機能亢進症の主因は、これまでお話したようにリンが血液にたまる（高リン血症）、ビタミンDが足りない、そしてその結果血液のカルシウムが減少するの3点でした。高リン血症の治療についてはすでに書きましたので、ビタミンDから始めます。

●活性型ビタミンD

ビタミンDは腎臓で作られると書いてきましたが、実際は腎臓はふつうのビタミンDを活性型ビタミンD（実際の働きをするビタミンD）に変える作用をもつ、というのが正しい表現です。活性型ビタミンDは腸からカルシウムを吸収し血液中のカルシウムを上昇させる、骨を作るなど多くの働きをしますが、腎臓で活性化される前のビタミンDにはこうした作用はありません。したがって、腎不全では活性型ビタミンDが足りないため腸からカルシウムが吸収されずに血液中のカルシウムが減少し、この血液中のカルシウムの減少を是正する目的でＰＴＨが分泌されます。ＰＴＨは骨を削ってカルシウムを血液に出すなど、さまざまなルートで血液のカルシウムを上昇させ、血液中のカルシウムが正常の値となるよう作用するのです。一方活性型ビタミンDは副甲状腺でＰＴＨを作るのを抑える働きがあります。さらにその副甲状腺が大きくなる（腫大する）のを妨げる働きももちます。そうすると、活性型ビタミンDが足りないとそれだけで、ＰＴＨがたくさん作られ、副甲状腺が大きくなるという2次性副甲状腺機能亢進症の病状を呈することがわかります。

●内服用活性型ビタミンD

足りない活性型ビタミンDを補えば2次性副甲状腺機能亢進症の予防や治療が可能なはずです。その目的と期待を担って、１９８１年に活性型ビタミンDの飲み薬（経口薬）が発売されました。アルファロール、ワンアルファなどという名前の薬の仲間です。これらの薬を飲むと血液中のカルシウムは増加して、それまでのひどい2次性副甲状腺機能亢進症への進行を抑えるのに大きな貢献をしました。しかし限界もありました。これらの薬はカルシウムを正常化しましたが、ＰＴＨを十分に下げることはできませんでした。なぜならば、ＰＴＨの上昇や副甲状腺の腫大を防ぐ目的で、活性型ビタミンＤの血液中濃度が健康な人と同じ位になるような量の薬を透析患者さんに飲んでいただくと、血液中のカルシウムが高くなりすぎてしまうからです。これは健康な人では腸管から吸収し、あまったカルシウムは尿中に捨てられますが、透析患者さんでは尿中に捨てられずに血液中にたまってしまうからです。つまりＰＴＨを下げたり、副甲状腺の腫大を防ぐだけの量の活性型ビタミンＤを飲むのは透析患者さんには不可能であることがわかったのです。そこで、高カルシウム血症をおこさない程度の、少量の活性型ビタミンＤを連日服用していただきましたが、何年も透析を続けるうちに、こうした治療では抑えきれずにＰＴＨが上昇し、副甲状腺が腫大してしまう方がたくさん出現しました。この高カルシウム血症には、リンを下げる目的で使用した炭酸カルシウム（カルタン）の影響もあります。カルタンのカルシウムの一部は、腸から吸収されて血液に移行するからです。

●静注用活性型ビタミンD

ＰＴＨを十分に抑えられずにカルシウムを上げてしまうという短所の克服を目的に作られたのが血管内に注射する静注用活性型ビタミンＤです。オキサロールや静注用ロカルトロールの名前で使われています。これらは、血管内に注射することで血液中の活性型ビタミンDの濃度を急速に高め、PTHの分泌や副甲状腺の腫大を防いだりすることができます。と同時に血液から速くとり除かれるので、カルシウムを上げる働きもやや軽度になることが期待されます。

●活性型ビタミンDの類縁薬剤

カルシウムを上げずにPTHを低下させようという、治療に都合のよい活性型ビタミンD剤を探す過程で、活性型ビタミンDとよく似た薬の中から、こうした期待に応えられる類縁の薬剤が作られました。これらを活性型ビタミンDアナログ（類似薬）と呼んでいます。先ほど述べたオキサロールは静注用の、フルスタ

治療に使われる活性型ビタミンD製剤

経口薬

- ●アルファカルシドール
（アルファロール、ワンアルファなど）
- ●カルシトリオール
（ロカルトロールなど）
- ●ファレカルシトリオール
（ホーネル、フルスタン）

静注薬

- ●カルシトリオール
（静注用ロカルトロール）
- ●マキサカルシトール
（オキサロール）

ン、ホーネルという名前の薬が経口用の活性型ビタミンDアナログにあたります。

⑦治療の目標と実際

さて、我々医師にはリン吸着薬（カルタンと塩酸セベラマー）、経口あるいは静注用活性型ビタミンD、ないしアナログという内科的治療手段があり、これらを用いて2次性副甲状腺機能亢進症を治療します。ＰＴＨをどの程度に保持すればよいのかは議論がわかれますが、２００３年に公表された米国のガイドラインでは１５０～３００pg／mℓに保つべきとしています。同時に、リンは透析前で5.5mg／dℓ以下、カルシウムは血清アルブミンで補正して8.4～9.5mg／dℓに維持することを勧めていますが、２００６年の日本のガイドラインでは、ＰＴＨは60～１８０pg／mℓ、リンは3.5～6.0mg／dℓ、カルシウムは8.4～10・０mg／dℓが勧められています。こうした基準を参考に、リン吸着薬でリンを下げ、カルシウムが高すぎない範囲でＰＴＨの高さに応じて、静注あるいは経口の活性型ビタミンＤ、またはアナログが処方されます。こうした治療でＰＴＨが先の基準値近くに維持されれば、治療は成功したといえるでしょう。

●治療の難しさ

しかしそう簡単に治療が達成されることはまれです。多くの場合、リンを下げる目的でカルタンを服用していただくと、それだけで血清カルシウムが増加して、活性型ビタミン

Dの服用ができなくなってしまいます。それではカルタンをセベラマーに変えればとセベラマーを処方しても、便秘などで十分な量を服用していただけないこともまれではありません。2次性副甲状腺機能亢進症には経口より静注用活性型ビタミンDのほうが高い効果を示すので静注用活性型ビタミンDを使用したくとも、カルシウムがすでに高い患者さんには使用できません。たとえ最初は使用できても、途中でカルシウムが高くなってくれば、中止しなければなりません。また、活性型ビタミンDを使用すると、同時にリンが高くなることも多く、リン吸着薬を増加させられなければ、そこで活性型ビタミンDを減量、中止する必要があります。なぜカルシウムやリンにそれほど注意を払うかというと、これらが高値であると、骨以外の臓器にカルシウムとリンがたまり（異所性石灰化）、とくに血管にたまると動脈硬化を促進して、生命にかかわる合併症につながる危険性があるからです。

こうした内科的な治療では管理できない状態を、治療抵抗性2次性副甲状腺機能亢進症と呼んでいます。

2008年1月からシナカルセトという新しい2次性副甲状腺機能亢進症治療薬が発売されました。PTHと同時にCaとPも低下させます。今後の効果が期待されます。

⑧内科的方法以外の2次性副甲状腺機能亢進症の治療

内科的治療（薬の服用と食事療法）では十分な効果のみられない重症の2次性副甲状腺

機能亢進症に対する治療についてお話しします。副甲状腺に直接薬剤を注射する方法と、手術により腫大した副甲状腺をとり去る方法に分けられます。

●副甲状腺内エタノール注入法

エタノールはアルコールの一種で、細胞を殺す働きがあり、肝臓がんなどにエタノールを注射してガン細胞を殺す治療法が以前から行われてきました。皮膚の上から、ガン細胞をめがけて針を刺し、注射器に入れたエタノールを針からガン細胞に直接注入する治療法で、英語の頭文字をとってPEIT（ペイト）と呼ばれていました。この技術を副甲状腺に応用したのが副甲状腺ペイトです。

超音波で大きく腫大した頸部の副甲状腺の位置を確認しながら、首の皮膚から針を刺して、副甲状腺の中に進めます。確実に副甲状腺に入ったことを確認後、エタノールを注射器から針を介して副甲状腺に直接注入します。注入されたエタノールは副甲状腺細胞を死滅させるので、副甲状腺はホルモンを作ることができなくなります。実際には1回の注入では副甲状腺を十分に破壊できないので、何日かかけ、何回かに分けて少しずつエタノールを注入して副甲状腺を確実に破壊します。

この方法の利点は、後でお話する副甲状腺を手術でとり除く副甲状腺摘除術のように全身麻酔を必要としないことで、麻酔をすることが危険な、全身状態の悪化した患者さんや高齢の患者さんにも安心して行うことができます。原則として入院して行いますが、病院によっては、透析毎に外来で治療するところもあります。

欠点は、エタノールの一部が副甲状腺に入らずに漏れ出す場合があることです。エタノールは細胞を殺しますから、漏れると副甲状腺以外のまわりの細胞に悪影響を与えることになります。一番怖いのが、副甲状腺のそばを通っている反回神経という神経を傷つけることで、この神経が働かなくなると声がかれる、ものを飲み込めなくなるなどの副作用が発症します（反回神経マヒ）。とくにものが飲み込めなくなるのは左右両側の反回神経が傷ついた場合におこりますので、ペイトは必ず左、あるいは右の片側ずつ行います。腫大した副甲状腺が左右両側にある場合は、ペイトは避けた方がよい、との考えもあります。また、エタノールが漏れるとひどい痛みがあったり、副甲状腺の手術が必要なときに手術が難しくなる、などの欠点も報告されています。首に針を刺すと、皮下出血で皮膚が青くなることがありますが、これは数日で回復します。

ペイトは副甲状腺の位置を超音波検査で確認しながら行いますが、副甲状腺が頸部以外の場所にある場合（異所性副甲状腺）には、超音波で見つけられなかったり、針を刺すことが難しかったりして、ペイトで治療することができません。したがって、ペイトの前には、副甲状腺シンチグラムという検査で、頸部以外に異所性副甲状腺があるか否かを確認しておく必要があります。

さらに、ペイト後は活性型ビタミンDの注射などの内科的治療を継続して、再び2次性副甲状腺機能亢進症が悪化しないよう注意する必要があります。もし不幸にして再び2次性副甲状腺機能亢進症が悪化した場合には、再度ペイトをするか、次の副甲状腺摘除術を行うかを選択します。

●副甲状腺摘除術

副甲状腺摘除術とは腫大した副甲状腺を手術でとり除く2次性副甲状腺機能亢進症の最終的な治療法です。

4つある副甲状腺のすべてをとり除き、そのうちもっとも小さい副甲状腺の一部を腕などに植え込む方法が一般的ですが、病院によっては腫大した副甲状腺3腺をとり除き、残り一腺のごく一部を頸部に残しておく手術法をとるところもあります。

いずれにしても、全身麻酔下に実施するのが原則ですので、全身麻酔に耐えられないような全身状態の悪化した患者さんには手術が困難な場合があります。また、手術の傷跡も首飾りのように残り、美容上のことを心配される方もおいでです。しかし最近はできるだけ傷跡が残らないよう、また術後の回復期間を短くするような手術法も工夫され、一部では内視鏡を用いた手術も行われています。さらに、どうしても全身麻酔が危険な患者さんには局所麻酔で手術をする病院も見られます。

副甲状腺摘除術も、異所性副甲状腺があると手術が大がかりになる可能性があります。とくに副甲状腺が正常より下の胸の中にある場合などは、胸を開けてとり出さねばなりません。あらかじめ副甲状腺シンチグラムで異所腺の有無と位置を確認しておくことはこの手術の場合でも大切です。

副甲状腺摘除術を行っても、残った副甲状腺が再び腫大して、2次性副甲状腺機能亢進症を再発することがあります。この場合は、首に副甲状腺を残しておいた場合には、最初と同じ手術が必要ですが、腕に植えた副甲状腺に再発した場合は、局所麻酔下に腕を切開して埋め込んだ副甲状腺の一部をとり出せばすむので、手術はずっと簡単になります。こうした事情から、最近は腕に副甲状腺の一部を植えておく手術法が主流となってきました。手術が終わっても、内科的治療はきちんと行い、再発しないよう注意することは必要です。

副甲状腺摘除術の副作用としては、反回神経への悪影響から一時的に声のかれることがあります。また、植え込んだ副甲状腺がうまく働かないことがあり、この場合は副甲状腺ホルモンが作られませんから、後でお話する「副甲状腺ホルモンが足りない」という病態にまれに陥ることになります。

●外科的治療を躊躇しない

首に針を刺してエタノールを注射したり、手術というと皆さん抵抗があり、何とかこうした治療は避けようと内科的治療を無理に続けがちです。しかし、重症の2次性副甲状腺機能亢進症を効果の不十分な内科的治療で長期間管理すると異所性石灰化（動脈硬化）など骨以外の臓器の障害が進み、生命やＱＯＬを脅かすことになります。ですから、内科的治療が十分な効果を発揮しないときには、早期にペイトや副甲状腺摘除術を選択することが大切です。

ペイトであれ副甲状腺摘除術であれ、高い技術を要する治療法ですから、経験を積んだ信頼できる医師に治療を受けることをお勧めします。

一時的に声がかれるなどの軽い副作用は避けられませんが、手術したのに、まだ副甲状腺が残っていた、などという結果にならないよう、経験豊かな先生を選んでください。

3 副甲状腺ホルモンが低い

ここではＰＴＨが低すぎる異常にお話を進めます。

①ＰＴＨの正常値

健常者ではインタクトＰＴＨで60～65pg／mℓ以下が正常値とされています。しかし透析患者さんでは１５０～３００pg／mℓ（米国）、60～１８０pg／mℓ（日本）程度を正常値（基準値）として扱うとの考えが広まっています。

なぜ健常者より高い値にするかというと、腎不全患者さんの骨にはＰＴＨが働きづらいという特徴があるからです（骨にＰＴＨの作用に対する抵抗性がある）。ＰＴＨは骨を削る一方、削られた部分に新しい骨を作る新陳代謝を受けもっていますが、透析患者さんでは骨にＰＴＨが働きづらいので、健常者よりたくさん（高い濃度）のＰＴＨがないと、正常な新陳代謝が行われないのです。米国では健常者と同じくらいの骨の新陳代謝を維持するＰＴＨ濃度を調べた結果、先の１５０〜３００pg／mℓが適切とされ、そこでこの値を透析患者さんでの正常値（基準値）とすることになったのです。したがって、たとえばインタクトＰＴＨ１２０pg／mℓの透析患者さんは、一見健常者よりＰＴＨ濃度は高いのですが、透析患者さんの基準値よりは低いという、矛盾した結果となるのです。

皆さんは、健常者の正常値ではなく、透析患者さんの基準値を参考に、ご自分のＰＴＨ濃度の高い低いを判断してください。判断にあたってもう一つ大切なことは、ＰＴＨを測定したときの血清カルシウム濃度です。カルシウム濃度が低いとＰＴＨは高く、カルシウム濃度が高いとＰＴＨは低くなります。１５０〜３００pg／mℓなどの先のＰＴＨの基準値は血清カルシウムが正常範囲で計られた場合の値です。

どうして透析患者さんの骨にＰＴＨが働きにくいか、という疑問については、いろいろな研究が行われていますが、いまだ結論は得られていません。しかし、少なくとも尿毒素の蓄積がその一因であることは間違いありません。

② PTHが低い患者さんの特徴

PTHが基準値より低い透析患者さんの数は多く、患者さん全体の60〜70％近くに達する、との調査もあります。PTHが低い患者さん、とくに健常者の正常値と同じくらい低い（60 pg／mℓ未満）患者さんの特徴としては、高齢、糖尿病、透析期間が短い、などがあげられます。また、食欲がなくタンパク質の摂取量が不足して血液中のリンの濃度が低い（低リン血症）、あまり体を動かさないためにカルシウムが骨を作るのに使われず、血液中のカルシウム濃度が高い（高カルシウム血症）、などの患者さんでもPTH濃度は低くなります。

高齢者、糖尿病などの患者さんは、若年者や非糖尿病の患者さんよりも透析に入ってからの寿命が短いことが知られています。また、食欲がなければ栄養状態が悪くなり、体をあまり動かさないということは、全身状態がよくなく、自由な活動ができないことを意味します。このような栄養不良や活動性の低下はやはり長生きの敵とされています。

こうした事情から、PTHが低いのは寿命が短くなる危険性のしるし、とする考えもあります。事実、PTHの高さで患者さんの生命予後を比較すると、低い患者さんで正常域の患者さんに比べて予後が悪化していた、という報告もあります。

しかし、高齢者でホルモンを作る機能が低下するからPTHが上昇せず、糖尿病では高血糖やインスリンの不足がPTHを低下させるのであって、PTH濃度が低いのは寿命が

PTH濃度が低い患者の特徴と異常

1. 高齢者、糖尿病、透析歴の短い患者に多い。
2. 栄養状態が悪い、全身状態が不良の患者に多い。
3. 骨折からの回復が遅れる、背骨の圧迫骨折が増える。
4. 異所性石灰化、血管石灰化を起しやすい。

短い原因ではない、との反論もあります。高齢者、糖尿病、低栄養、活動性の低下など、生命予後に悪い影響を及ぼす因子がＰＴＨを低下させるのは事実だが、ＰＴＨが低いからといって寿命が短いと考えるのは間違いだ、との反論です。

この論争のどちらが正しいのかは、今後注目されるところです。

③ＰＴＨが低いと生じやすい異常

低いＰＴＨ濃度が続くとどのような異常が出現するのでしょうか。

ＰＴＨは骨の新陳代謝を促すホルモンですから、骨の新陳代謝の低下が心配されます。新陳代謝が遅れると新しい若い骨が減り、骨折などからの回復に時間のかかる可能性があります。とくに背骨の圧迫骨折の頻度が増える、という報告があります。しかし逆に、骨を削る働きの強いＰＴＨが減るので、骨の量は保たれることもわかっています。過剰なＰＴＨは強力な尿毒素と同じような働きをしますが、ＰＴＨが低いと関節痛などの自覚症状は軽減する、ともいわれています。

もっとも注意しなければいけないのが、骨以外へのカルシウムやリンの沈着、つまり異所性石灰化です。食事に含まれるカルシウムやリンは腸から吸収されると血液に移行し、やがて骨にとり込まれて骨の新陳代謝に使用されます。ところがＰＴＨが足りないと新陳代謝が低下しますから、カルシウムやリンが骨にとり込まれなくなり、血液中にあふれてしまいます。これらが血管の壁や心臓などにたまり、血管が骨のように硬くなり、動脈硬化からいろいろな循環器系の病気をおこすことは、これまでにも説明した通りです。異所性石灰化はＰＴＨが高くても（2次性副甲状腺機能亢進症）、低くてもおきる危険性が高くなるので、ＰＴＨの適切な値への管理が重要なのです。

④ＰＴＨ低値の予防と治療

ＰＴＨが低いのが、食事を十分にとれないこと（栄養不足、低リン血症）や体を動かせないこと（不動、高カルシウム血症）が原因であれば、食事量や活動性をできるだけ増やすことが大切です。タンパクの摂取量を増やしたり、リンをたくさん含んだ加工食品（食塩に注意）を使う、リハビリをする、などが具体的な対策です。

薬では、低リン血症があればリン吸着薬を減らす、高カルシウム血症があれば、カルシウム製剤や活性型ビタミンDを減量、中止するなど、服薬を見直すことも必要です。カルタンなどのカルシウム製剤でリンの管理をしている患者さんでは、カルシウムを含まないセベラマーに変更するのも選択肢の一つでしょう（ただし便秘などの副作用には注意が必要です）。

透析液は、通常3.0mEq／ℓのカルシウム濃度の液が使用されていますが、より低いカルシウム濃度の透析液（2.5mEq／ℓなど）に変えることも対策です。

残念ながら足りないPTHを注射したり、PTHを直接増加させるような薬剤は現在開発されていません。ビタミンKなど、骨の減少を防止する薬剤を服用するとPTHが増加するとの報告もありますが、広く認められているわけではありません。

定期的な血液検査で、血液中のカルシウムとリンを適切な範囲に保ちつつ、PTHを先の基準値内に維持する努力が、医療側にも、患者さんにも望まれます。

4 β2―ミクログロブリンが高い（透析アミロイド症）

β2―ミクログロブリン（BMG）は白血球などの細胞で作られるタンパク質の一つで、腎臓からいったん尿（原尿）に排泄されますが、大部分は尿細管からもう一度腎臓の中にとり込まれ、そこでアミノ酸に分解され、壊されます。

●腎機能悪化とＢＭＧ濃度

腎臓で分解されるＢＭＧは、当然腎臓の働きが悪くなると分解が遅れ、血液中の濃度が高くなります。健常人では通常２mg／ℓ程度の濃度（クレアチニンや尿素窒素はmg／dℓの単位であったことに注意してください）ですが、透析が必要なほどに腎不全が進むと20mg／ℓを超える濃度になります。クレアチニンは正常の１mg／dℓからの上昇となりますので、ＢＭＧはクレアチニンよりも早く変化する腎機能の悪化の指標として、透析に入る前の患者さんにも広く測定されています。

●透析では除去されにくいＢＭＧ

腎不全のため血中に蓄積する物質のうち、クレアチニンや尿素窒素などは透析でよく除去されます。１回の透析で通常、前値の半分以下に低下することは皆さまよくご存じでしょう。ところがＢＭＧは透析ではほとんど除去されません。最近の新しい透析膜ではある程度除去できるようになりましたが、昔の透析膜では除去することができないばかりでなく、かえって透析後には血液中の濃度が増加することもまれではありませんでした。

これは、ＢＵＮやクレアチニンが透析膜を通過しやすい小さな物質であるのに対し、ＢＭＧはより大きな物質で、透析膜を通りにくいためです。物質の大きさは分子量という単位で表しますが、食塩の分子量が58・5、BUNが60、クレアチニンが113などに比べて、BMGは11800と大きいのです。このため、腎不全が進んで、腎臓で壊されるBMGの量は減る一方、透析に入っても、透析でほとんど除去されないため、透析患者さんではBMGの血液中濃度は増加を続けることになります。

しかし、透析に入って何年も経つと、血液中のBMG濃度の増加は止まり、逆に少しずつ減少し始める患者さんもみられました。

●アミロイドの原料になる

このようにたくさんたまったBMGは体内でどうなるのでしょうか。それを解明したのが新潟大学の下条先生です。先生は血液中に高い濃度でたまったBMGがアミロイドという線維を作り、その線維が体のあちらこちらにくっついて、さまざまな症状や異常をおこすことを発見しました。

① 透析アミロイド症

BMGが原料となったアミロイドは骨と筋肉とを結ぶ腱やその周囲につきやすい性質があります。アミロイドが手のつけ根の骨（手根骨）の腱附近にたまってくると、この腱は手根管という手のつけ根のトンネルをくぐっているので、同じトンネルを通る神経を圧迫するようになります。神経への圧迫が強くなると手のつけ根にしびれや痛みがでて、やがて手の運動が不自由になったり、手の平の親指側の筋肉が萎縮したりしてきます。神経の圧迫で肩のひどい痛みもみられます。こうした症状は、手根管症候群と呼ばれています。

この手根管症候群に代表される、ＢＭＧを原料としたアミロイドが原因となって引きおこされるさまざまな症状をまとめて透析アミロイド症と呼んでいます。

透析アミロイド症はたくさんたまったＢＭＧが原料となるので、通常長期間透析を受けている患者さんに見受けられます。10年以上透析を続けている方に多く、透析年数が長くなるにしたがい、発症の確率は増加します。最初に見られるのは手のしびれや痛みなどの手根管症候群や、指がスムースに曲がらない、無理に曲げようとするとガクッと急に曲がってしまうバネ指という症状が一般的です。

進行すると背骨の間の椎間板などがアミロイドのために変形して、首や肩、腰の痛みや運動障害、上・下肢のしびれと痛み、ひどい場合にはマヒなどを引きおこす破壊性脊椎関節症がおこります。

また、アミロイドの作用で骨に穴があき、弱くなった骨がちょっとした体の動きで折れてしまうなどの日常生活を脅かす深刻な合併症となります。

さらに、アミロイドが血管にたまると動脈硬化を進行させ、十分に血液が供給されなくなって、腸が腐ったり、腸閉塞がおきたり、狭心症などのそれこそ命にかかわる合併症につながることもあります。

透析アミロイド症が長期間透析を受けている患者さんの代表的な合併症といわれるのは、こうした理由によるものなのです。

アミロイドが次々に形成され、原料のBMGが使われていけばBMGの濃度は上昇しなくなり、逆に減少してくることもありえます。先ほど述べた長期間透析を受けた患者さんの血中BMG濃度が低下に向かう動きは、実はBMGがアミロイドの生成に使用され、そのアミロイドが体のあちこちに沈着した結果とも考えられています。

透析アミロイド症の症状

1. 手根管症候群
2. バネ指
3. 破壊性脊椎関節症
4. 骨折
5. 腸閉塞
6. 狭心症、心筋梗塞、不整脈
7. 腱が切れて歩けない、筋肉が動かない
8. 味が分からない、変な味がする
9. 涙の出がわるい、眼がかわく
10. 食欲不振、栄養障害
11. かゆみ
12. 低血圧
13. その他

●BMG以外のアミロイド症の原因

透析アミロイド症の根本原因は、腎臓で壊されるべきBMGが大量にたまっていることですが、それ以外にもアミロイドを作るのに影響する因子があります。

第一に透析液の水質が注目されています。透析液中には発熱を促す細菌の一部がまぎれこんでいます。代表が内毒素（エンドトキシン）と呼ばれる物質ですが、これはとても大きな（分子量100万以上）物質なので、透析膜を通過して血液に入ることはないだろうと考えられていました。しかし、内毒素の一部は透析膜を通過し、血液にさまざまな影響を及ぼします。それらの中には、骨を融かしたり、椎間板を破壊したり、動脈硬化を進行させるなどのアミロイドの有害作用を促進する働きが含まれています。また、内毒素は白血球などの細胞からBMGをたくさん血液中に送り出し、BMGの濃度を高めます。

透析膜による影響もみられます。透析膜と血液とが接触すると、体に透析膜に対する異物反応がおこり、この反応がやはりアミロイドの形成を促します。異物反応というのは、透析膜は体を構成する物質ではないので、透析膜を細菌やウイルスと同じような体の敵とみなして、これを無毒化しようとするさまざまな反応のことです。白血球からたくさんのBMGができてくるのもこの反応の一つです。

②アミロイド症の予防法

透析アミロイド症は、主に長い間透析療法を受けている患者さんに発症し、骨、関節、腱などの異常から体を動かすことが不自由になったり、首、上肢、下肢などの感覚や運動力が鈍り、日常生活に大きな障害を与えること、進行すると四肢がマヒして、寝たきりになってしまったり、生命を脅かすこともある合併症です。アミロイドの主因がＢＭＧの蓄積ですから、アミロイド症の予防法はなるべくＢＭＧがたまらないようにすること、つまりＢＭＧの血中濃度をできるだけ低く抑えるのがもっとも大切です。

しかしＢＭＧは日常的に体で産生されます。透析患者さんでは健常者のようにＢＭＧは腎臓で壊されたり排泄されたりしませんから、体外に捨てるのは透析で除去するしか手がありません。

一昔前の透析器（ダイアライザ）はＢＭＧをまったく捨てることができませんでした。ＢＭＧは白血球などから産生されますから、透析器が白血球を刺激し、透析中にＢＭＧをたくさん作って、かえって透析後の濃度は増加するとの考えもあったほどです。１９８５年にアミロイド症の原因がＢＭＧの蓄積にあることを新潟大学の下条先生が発見されて以来、ＢＭＧを除去することのできる透析器が次々と開発されてきました。それらは高機能透析器（ハイパフォーマンス透析器）と呼ばれています。

●ハイパフォーマンス透析器

ハイパフォーマンスというのは、従来の透析器にはできなかった曲芸的なすばらしいことの実現を期待してつけられた名前です。ハイパフォーマンス透析膜（ＨＰＭ）を略してＨＰＭ透析器とも呼ばれていますので、皆さんも耳にされたことがあるかもしれません。現在ではほとんどの透析器がＨＰＭ透析器となっています。ＨＰＭ透析器を使用すると１回の透析で約１００～２００㎎のＢＭＧを除去することが可能になりました。

透析で除去するルートは大きく2つに分けられます。一つは透析膜を通過して透析液の中に捨てる道です。もう一つは、透析膜の中に閉じこめて、膜にくっつけてしまう方法で、これを吸着と呼んでいます。透析膜を通過して捨てる方法は腎臓と同じで、これが自然なのですが、ＢＭＧをたくさん捨てようとすると、透析膜の孔（あな）の径（大きさ）を大きくすることが必要で、そうするとアルブミンなど体に大切な物質も捨てられてしまいます。そこで、アルブミンはできるだけ通さずに、ＢＭＧはできるだけ多く通す膜がいろいろな会社で工夫されて作られました。吸着はアルブミンなどを捨てる心配はありませんが、ＢＭＧなどが膜にくっつくと、膜の水や貯留物質を通す性能がだんだん落ちてくる懸念があります。ＨＰＭ透析器に期待されたもう一つの特徴が、白血球を刺激しない（ＢＭＧを余分に作らない）体にやさしい性質です。これを高い生体適合性と呼んでいます。

ＨＰＭ透析器が開発されて確かに透析でＢＭＧが除去できるようになりました。しかし、体内では1日２００～３００㎎のＢＭＧが産生されます。したがって、ＨＰＭ透析器による除去量ではまだ足りないことになります。

●透析方法の工夫

そこでＨＰＭ透析器を使用するとともに、透析方法にも工夫が払われました。透析は拡散と濾過の原理で効果を発揮するということはこの講座ですでに説明しましたが、ＢＭＧは拡散より濾過で透析液によく捨てることができます。そのため透析と濾過を組合わせた血液透析濾過（ＨＤＦ）が広く行われています。同じＨＤＦでも濾過の量を増やし、濾過を中心とするとたくさんのＢＭＧで捨てることができるので、大量液置換ＨＤＦやpush and pull HDFなどという治療を行っている施設もあります。ただし、こうした治療は透析液が非常にきれいでなければ行うことができません。注射薬に用いられる液以上に清潔な透析液が必要とされます。

●リクセルによる血液吸着

ＢＭＧを除去するわが国独自の方法です。リクセルという名前で市販されていますが、これはＢＭＧをくっつける（吸着）働きをもつ物質を筒の中につめた構造をしています。血液がリクセルの中を流れると血液の中からＢＭＧが大量にとり除かれます。このように直接リクセル（吸着材）の中に血液を流して血液をきれいにする方法を（直接）血液吸着療法と呼んでいます。実際にはリクセルを血液回路の透析器の前につけ、ふつうの透析と同じように治療をします。

この治療をすると、血液中のＢＭＧ濃度が下がるだけでなく、いくつかのアミロイドの症状が軽快することが報告されています。しかし、この治療を受けるには必要な条件が決められています。手根管症候群などの手術をして、そのとき手術でとり出した検体からアミロイドが検出されたこと、エックス線写真で骨に穴があいていることなどの条件です。こうした条件を満たした患者さんは1年間を限度にこの治療を受けることができます。

この条件からわかるように、リクセルはアミロイド症の予防ではなく、治療の一つとして国から認められている方法ですが、本来はアミロイド症となる前に、ＢＭＧの蓄積を予防する方法として使用されるべきでしょう。

この治療を希望される方は、使用できる条件に合致するか担当の先生とよく相談してください。

③アミロイド症の治療法

残念ですが、現在アミロイド症に対する根本的な治療法はありません。外科的、内科的いずれの方法でも、治療は症状を軽減する治療（対症療法）に限られます。

●内科的治療

痛みやしびれなどの症状に対し、痛み止め（鎮痛薬）などを、飲み薬、坐薬、はり薬、ぬり薬などの形で使用します。鎮痛薬を長い間服用するとさまざまな副作用が生じてきます。そのため副作用の少ない坐薬が用いられますが、それでもこの方法で治療できる期間は限られます。ステロイド薬の少量の使用が試みられたこともあり、それなりの効果はあるのですが、やはり副作用が問題となります。

●外科的治療

そこで頼りになるのが外科的な治療です。手根管症候群では手根管開放術、破壊性脊椎関節症や脊柱管狭窄症には脊柱管開放術、脊椎固定術など多くの整形外科的治療が行われています。一部は内視鏡的な手術も可能となり、手術成績は向上しています。

症状が進行すると手術をしても十分な回復が得られなくなります。症状がひどくなる前に、早期に手術に踏みきることが現状では最良の治療と考えられます。

透析アミロイド症の予防と治療法

予防法
（β_2-ミクログロブリンの蓄積防止）

- ●ハイパフォーマンス透析器の使用
- ●血液透析濾過(HDF)
- ●大量液置換HDF
- ●リクセルの使用

治療法
（対症療法）

- ●痛み止めの使用
- ●少量ステロイド服用
- ●外科的治療
  手根管開放術、脊柱管開放術、
  脊椎前方固定術、脊椎後方固定術など

5 ヘモグロビンが低い（腎性貧血）

透析患者さんにみられる貧血の大半は、腎性貧血です。

① 腎性貧血

血液は血球（赤血球、白血球、血小板）と血漿に分けられることはお話ししましたが、貧血は、血液のうち赤血球の少ない（薄い）状態をいいます。出血した、あるいは鉄分が足りないなどのいろいろな原因で貧血になりますが、腎性貧血は、腎臓が悪くなって（腎不全が原因で）出現する貧血です。腎性貧血は透析患者さんではもっとも多くみられる合併症で、疲れやすい、動悸や息切れがする、食欲がない、だるいなど多くの症状を引きおこします。

●ヘモグロビン（Hb）

ヘモグロビン（Hb）は血色素と訳される血液の濃さを現わす単位で、Hbが高いことは血の色素が多い（血の色が濃い）ことを示します。正常は男性で血液100㎖あたり15g、女性で12g程度とされていますが、年齢や生理のありなしなどでも異なります。Hbには血液の原料である鉄も含まれています。

「血の濃さ」というと皆さんにはヘマトクリット（Ht）という言葉の方がおなじみかもしれません。よく「ヘマト」と長年使われてきました。しかし、最近は国際的にもHbが使用される機会が増えてきています。そこでここではHbを使用しますが、Hbを3倍するとだいたいHtの値となります。Hbで10g／dℓであれば、Htは約30%となる計算です。

●腎性貧血とHb

腎臓が悪くなると徐々に貧血が進み、昔は透析が必要になる段階ではHb6g／dℓくらいの高度の貧血に陥るのがふつうでした。透析に入ってもHbが10g／dℓを超えることはまれで、6～7g／dℓの貧血が続いたり、貧血を一時的に改善させるために輸血が必要な患者さんもみられました。

こうした状況が一変したのは1990年に遺伝子組換えヒトエリスロポエチン（エポ）が発売されてからです。多くの透析患者さんはエポを注射することで高度の貧血から解放され、透析に入る前から使用できるようになると、透析に入る以前から、貧血の心配はほとんどなくなりました。逆の見方をすると、エポをどれくらい使用するかで、貧血の程度を決めることができるようになりました。

●目標Hb値の研究

そこで、Hbをどの程度に保てばよいのかが大きな問題となりました。エポを使って健康な人と同じまでHbを高めるのがよいのか、その必要はないのか、あるいは腎臓が悪くなると貧血の進むのは自然の摂理なのだから、無理に高いHbにすると逆に悪いことがおきるのではないか、といった議論です。

こうした疑問への解答を得るために、透析患者さんのHbなどの検査データと生命予後、入院の回数などとの関連を調べる大がかりな研究が行われました。

◎Hbと生命予後

米国では5万人以上の維持透析の患者さんについて、いくつかの研究が行われました。代表的な研究は、過去のある半年の平均Hbで患者さんを分け、次の1年間の死亡率、入院の回数・入院期間を調べるというものです。もちろん生命予後や入院は年齢や原疾患（糖尿病か腎炎か、高血圧か、など）、合併症（心臓が悪い、血圧が高い、腫瘍があるなど）の有無とその程度などの患者さん側の要因、透析回数や透析時間、栄養摂取量などの治療状況など、多くの要因の影響を受けますから、こうした要因を補正して、Hbだけの影響がわかるように研究には工夫がこらされています。その結果、生命予後はHb11～12g／dℓの患者さんでもっとも良好で、11g／dℓを下回ると予後の悪化することがわかりました。逆に、11～12g／dℓを超える患者さんでも生命予後は向上しないという結果でした。しかし、その後の研究では、12g／dℓを超えると生命予後はさらに改善する、との報告もみられます。

◎Hbと入院

同じようにHbと入院の関係をみると、Hb11～12g／dℓよりも低い群では、低ければ低いほど入院の危険性が高まります。また、12g／dℓを超える患者さんでは11〜12g／dℓよりも入院の危険が低いという結果が得られました。とくに感染症による入院の低下が顕著にみられた、とのことです。

◎Hbと生活の質

最近生活の質（QOL）という概念が浸透し、医療の世界でも広く使用されています。このQOLもHbの高い方が良好であることが、先ほどと同じように多くの透析患者さんのデータを観察した研究でわかっていました。

しかし、QOLについてはより進んだ研究も行われています。Hb10g／dℓ程度の患者さんのエポ使用量を増加させ、半年でHb13g／dℓ程度まで上昇させたときに、上昇させる前後でQOLを比較するという研究です。実際に患者さんへの治療を変えて研究するので、こうした研究を介入研究と呼び、先に紹介した現在手に入るデータのみから研究する観察研究と区別しています。欧州で行われたこの介入研究の結果、高いHbでさらにQOLは向上することが示されました。

◎目標Hb値の現状

こうした研究結果から透析患者さんの目標とするHbは欧米では11〜12g／dℓないしはそれ以上とされています（表）。上限については、Hb13〜14g／dℓを超える正常な人の値では、心筋梗塞や脳梗塞などの心臓血管病の増加する可能性があるので、そうした患者さんでは上昇しすぎない配慮が必要とされています。

日本では日本透析医学会の統計調査がもっとも大規模な調査です。その報告でもHbが低いと生命予後の悪化することが明らかにされています。透析医学会のデータをまとめて、2004年学会のガイドラインが発表されました。それによると、日本ではHb10～11g／dℓ、若い活動性の高い患者さんでは11～12g／dℓを目標値として推奨しています。

欧米との相違は、日本では中2日をおいての採血（月曜日や火曜日）が一般的であるのに対して、欧米では中1日（水曜日や木曜日）の採血が多いこと、採血時の姿勢が、日本では臥位（寝ている）に対して欧米では座位（椅子に座っている）が多い（臥位の方がHbは低くなる）、などが理由と説明されています。

透析患者さんの目標ヘモグロビン値についての世界のガイドライン

米国	11～12g/dl
欧州	11g/dl以上、上限値原則として14g/dl未満、ただし高度の心血管合併症のある場合は11～12g/dl
日本	10～11g/dl、ただし、活動性の高い比較的若い患者さんでは11～12g/dl

腎性貧血はエポという特効薬の開発で、克服された数少ない透析患者さんの合併症です。この薬の効果を患者さんのために最大限に生かせるよう、エポの適切な使用法が広く研究され、普及することを期待したいと思います。

6 心胸比が大きい（心肥大・心拡大）

心臓の大きさは通常心胸郭比（心胸比）で表されます。

①心胸比と測定方法

皆さんは胸部のエックス線撮影検査をすると、「心胸比が大きい」とか「正常です」とか「何%です」などと説明されたことがあると思います。心胸比は肺の最大横径に対する心臓の最大横径の割合を示し、心臓の大きさの指標とされます。略してCTRと呼ばれることもあります。エックス線写真を使用し、206ページの図に示したように肺と心臓の最大横径を計測し、その割合（%）で表されます。通常50%以下（男性で50%、女性で55%以下とする施設もある）を正常とします。

心胸比が大きくなる原因

心臓の大きさは、主に心臓の筋肉の厚さと、全身の血管を循環している血液の量に影響されます。心臓の筋肉が厚くなると心肥大となり、血管の中を循環する血液の量が増加すると心臓が拡大（心拡大）し、そのため心胸比が大きくなります。

②心臓の筋肉が厚くなる（心肥大）原因

心臓の筋肉が厚くなる（心肥大）原因は、心臓の筋肉にたくさんの仕事をさせることです。たとえば、スポーツ選手がハードなトレーニングを繰り返すと心臓は一所懸命働いて仕事を繰り返し、心臓の筋肉は肥大します。このとき当然心胸比は増加しますが、これは心臓が鍛えられた結果で、スポーツマン心臓といって好ましい現象と考えられています。鍛練によって鍛えられたスポーツマン心臓は、トレーニングを止めるとやがて筋肉の厚さは元に戻ります。

心胸比(CTR)：(a+b)/c×100(%)

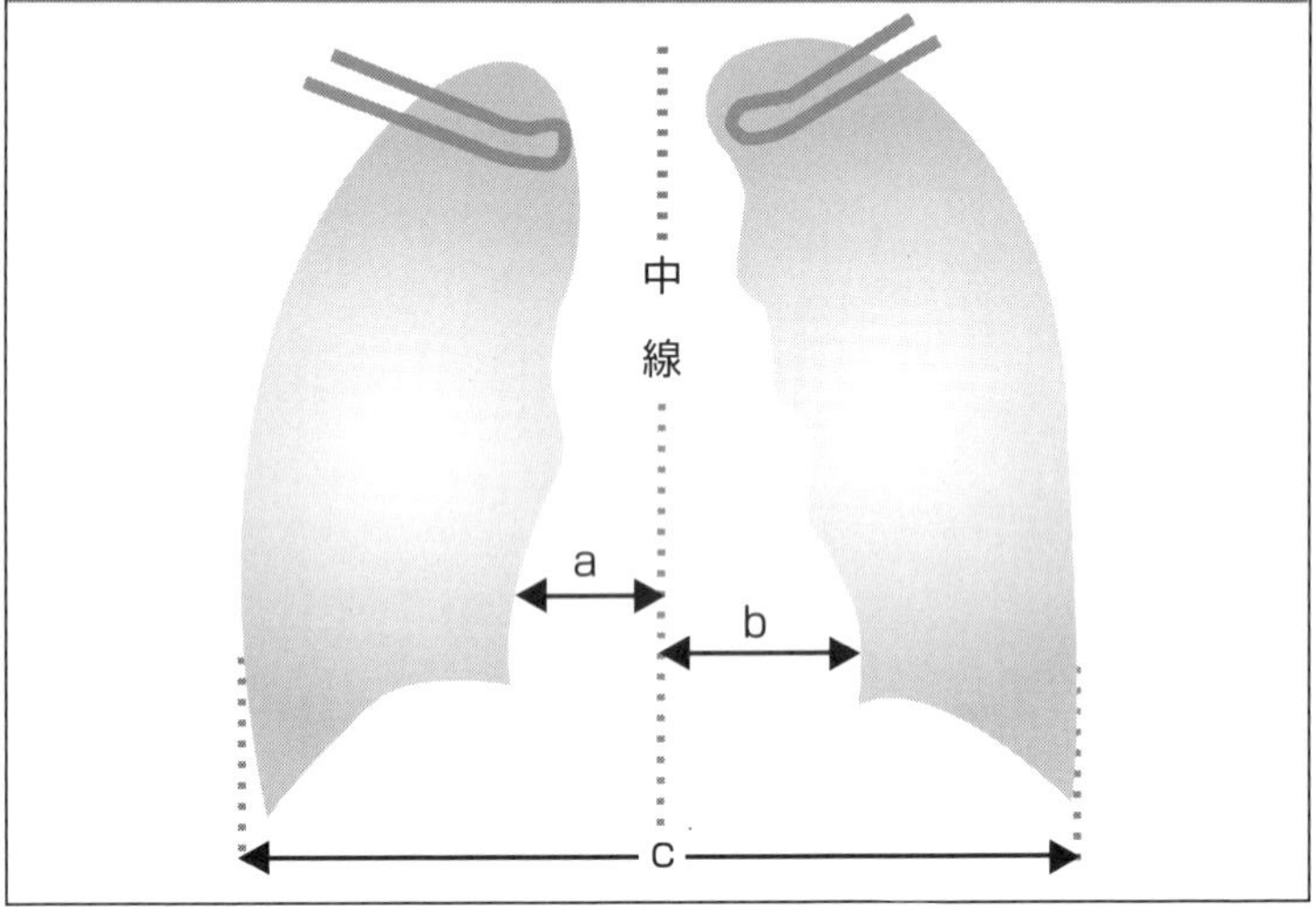

こうした心肥大は心配いらないのですが、問題は鍛練ではなく病気が原因で心臓がハードな仕事を強いられて、その結果心肥大が生じる場合です。

仕事を強いる病気としては高血圧がその代表例です。高血圧の多くは、血管の抵抗が上昇し、身体の隅々まで血液を循環させるために高い圧力をかけて心臓から血液を送り出さなければならない状態にあります。古くなった水道管を思い浮かべてください。水道管の中が細くなると、ポンプ場では高い圧力（水圧）をかけて水を送り出さないと水道管の末端の家庭まで水を供給できません。このポンプの役割を演じるのが心臓で、まさに日夜こき使われていることになります。こうした状態が長い間続くと心肥大に陥ります。

もう一つの原因に貧血があります。血液は心

心胸比の増加する原因

1 高血圧
2 塩分・水分のとりすぎ
3 貧血
4 ドライウエイトが過多
5 胸部写真撮影時の吸気不足
6 心臓弁膜症などの心臓病
7 その他

臓から送り出されて身体の隅々に酸素を届ける働きをしています。酸素は血液の中の赤血球（赤い部分）に結びつきます。貧血はこの赤血球が減る病気ですから、身体の隅々に同じ量の酸素を送ろうとするとたくさんの血液を送り出さなければなりません。心臓は血液を送り出す役割を担っていますから、貧血によっても仕事量が増え、こき使われることになります。

貧血は前項でお話した腎不全患者さんには必発の合併症ですし、また、透析患者さんの多くは現に血圧が高いか、かつては高血圧にかかっておられたので、これらが心肥大となる要因になります。

③ 循環する血液の量が増える（心拡大）原因

これは皆さんすぐおわかりと思いますが、水と塩分のとり過ぎが原因です。

腎不全患者さんの腎臓は塩分を排泄する能力が低下しています。透析患者さんの場合では塩分と水分が除去されるのは週2～3回の透析時のみです。ですから、塩分と水分をとりすぎると血管の中は水と塩浸しとなり、循環する血液量が増加します。血液量が増加すれば当然心臓はふくれあがって（心拡大）しまいます。

透析の際のドライウエイトが高すぎると水や塩をとりすぎたのと同じ結果となることにも注意が必要です。

また、循環する血液量が増加すれば心臓はたくさんの血液を送り出すことになり前述のように心臓の仕事量が増え、さらに血液量が増えれば血圧も上昇し、心臓への負荷はますます増大して、放置すると心不全に進行して命にかかわることになってしまいます。

④心胸比の増加を抑える

このように、心胸比の増加は心不全の危険が迫っていることを示します。それでは、心胸比の増加を防ぐにはどうすればよいのでしょうか。これまでの説明から答はすぐにおわかりになるでしょう。塩分と水分の過剰摂取を避け、その上で高血圧の管理を十分に行うこと、エリスロポエチン製剤を適切に使用するなどして、Hb（ヘモグロビン）を適正値に保つこと、適切なドライウエイトを保持することが基本です。心臓の弁の働きに異常がある（心臓弁膜症）、脈の乱れがひどい（不整脈）、心臓を包む袋に水がたまる（心膜炎）など心臓にほかの病気のある方は、それらの病気の管理も大切です。

⑤心胸比が大きい場合の危険性

日本透析医学会の調査では、心胸比45～50％の患者さんの死亡する危険性を1.0とすると、心胸比50～55％では1.5倍、55～60％では2.6倍、60～65％では12倍、65％以上では17倍になっています。

心胸比が大きいと寿命が短くなることが明らかですので、胸部エックス線検査をしたときには、ご自分の心胸比がどれくらいか、前回、さらには昨年と比べてどうなのかを確認されることをお勧めします。病気が原因となった心肥大はスポーツマン心臓のように容易には元に戻りません。大きくなる前の予防が大切といえます。

⑥胸部エックス線撮影の注意

胸部エックス線撮影時には十分に息を吸ったタイミングで撮影してもらうようにします。吸い込みが不十分だと心胸比は増加することになります。もし、心胸比に突然変化があったときには、肺の横径を前回の写真と比較してみることも必要です。また、過去に肺の病気や手術をした患者さんでは、心胸比を測れなかったり、上述のお話が当てはまらないこともあります。心あたりの方は受持ちの先生に相談してみてください。

⑦胸部エックス線撮影のタイミング

胸部のエックス線撮影は透析前に行う施設と透析後に行う施設があり、施設によっては一定しない場合もあります。透析前の場合、中1日と中2日のこともありえます。前述の基準値は透析直後の値です。透析前ではこれより高値をとりますが、それでも＋3％以内が適切と考えられます。いずれにしても心胸比を比較する場合には、以前と同じ条件（中2日後の透析前なら同じ条件の透析前）で撮影された心胸比を用いることが大切です。

7 尿素窒素が高い・低い

尿素窒素（ＢＵＮ）は皆さんおなじみの検査値です。尿素窒素は血液中の老廃物の一つである尿素の濃度を表す検査値です。ＢＵＮは血液中（blood:B）の尿素窒素（ＵＮ）の略ですが、本当はクレアチニンや、尿酸、カリウム、リンなどと同じように血清中濃度を測定しているので、血清（serum:S）尿素窒素、つまりＳＵＮが正しい略称だと主張される先生もおいでです。ここではＵＮと略すことにします。

①ＵＮが高い原因

●タンパク質の食べすぎ

ＵＮを単純に考えると、体の中でタンパク質がエネルギーとして使われた（燃焼した）燃えかす、といえます。したがって、食事中のタンパク質が増加すると、ＵＮはたくさん作られます。しかし腎臓の働きが正常であれば燃えかすのＵＮはすべて尿中に排泄されて血液（血清）中に増加することはありません。血液中に増加するのは腎臓の働きが低下し、腎臓からUNが十分に排泄されなくなるからです。

透析が必要になる以前に腎不全の食事療法を経験された方もおいででしょう。食事療法にはタンパク質の制限が必要ですが、タンパク質を十分に制限できたときにはUNは低下します。しかし、食べすぎたときにはUNが増加した記憶をおもちのことと思います。腎臓が働かなくなった透析患者さんでも同じことがいえます。タンパク質を食べすぎると燃えかすがたくさん産生されてUNは高くなります。食事中のタンパク質摂取量は、透析と透析の間のUN増加の程度から推定することができます。透析が終わってから次の透析までの間にたくさんのタンパク質を食べると次の透析前のUNは高い値になりますし、タンパク質を制限すれば、次の透析前のUNはそれほど高い値にならない理屈です。透析後と次の透析前のUN濃度の上昇具合から計算したタンパク質の摂取量を「タンパク異化率」と呼んでいます。タンパク異化率は食事中のタンパク摂取量と大変よく一致します。通常1.0～1.4g／kg（体重）／日程度が目標となります。ただし、後で触れますが、感染症にかかっているなどの合併症の存在下では、タンパク異化率とタンパク摂取量のこうした関係は成り立ちません。

●透析不足

透析患者さんではUNを排泄する腎臓の働きを代行するのが透析です。腎臓の働きがよければUNが下がるように、透析が十分に行われればたとえば透析前のUNは高くても、透析後には低下します。つまり透析患者さんの場合、UNはタンパク質の摂取量ばかりでなく、透析でどれだけ除去されるか（除去率）によって決まることになります。

除去率は透析前と後のUNから計算できます。通常は1回の透析でUNが何%下がったかで表されます。たとえば透析前が100mg／dℓで透析後に40mg／dℓに低下すればUNの除去率は（100－40）／100＝60%と計算されます。この%が高いほどたくさんの透析ができた（透析効率が高い）と考えられます。この除去率を用いて、透析がきちんと行われているか、を推定することができます。除去率は60%以上を目標とするのが一般的です。除去率を用いて「標準化透析量

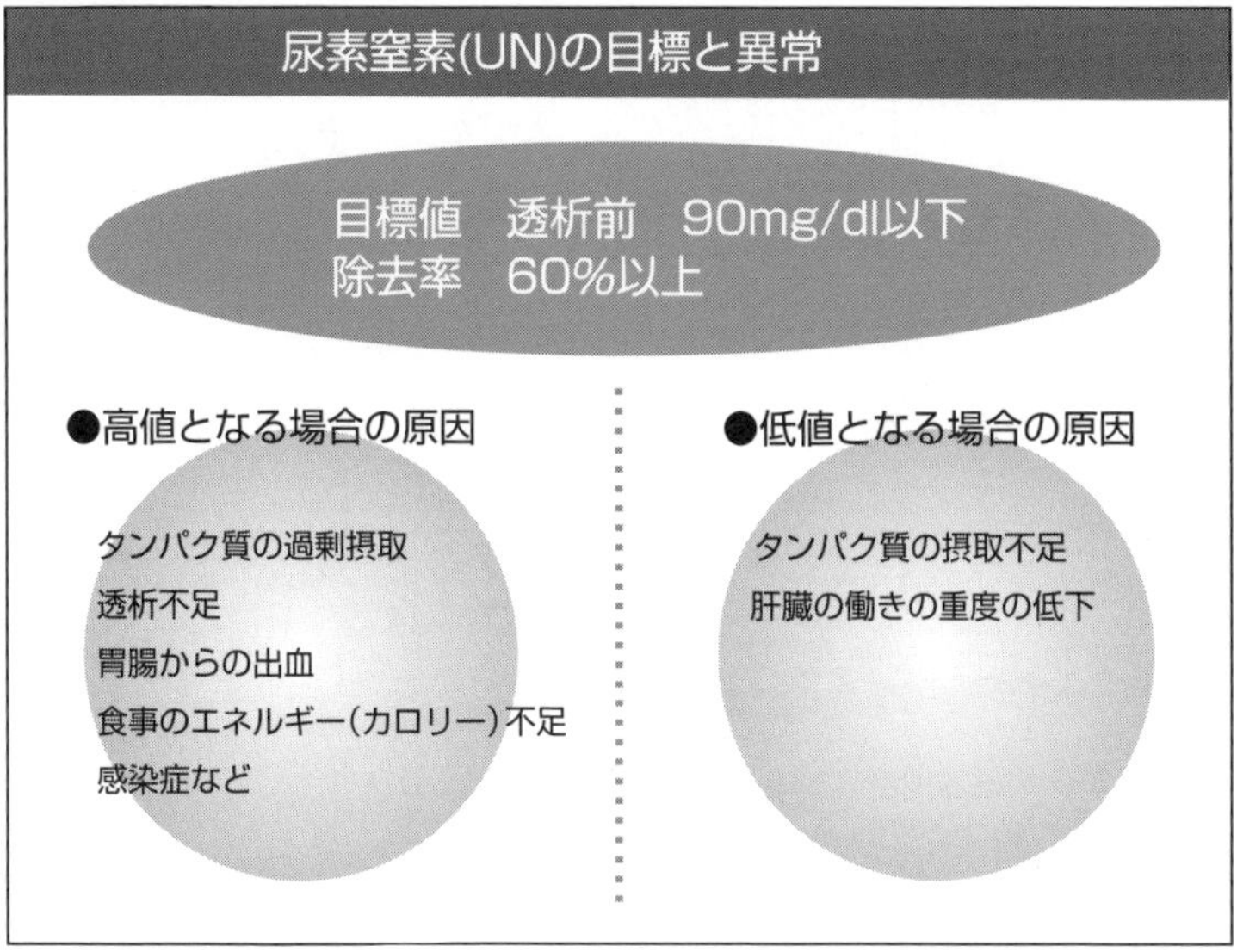
尿素窒素(UN)の目標と異常
目標値　透析前　90mg/dl以下
除去率　60%以上
●高値となる場合の原因
タンパク質の過剰摂取
透析不足
胃腸からの出血
食事のエネルギー（カロリー）不足
感染症など
●低値となる場合の原因
タンパク質の摂取不足
肝臓の働きの重度の低下

（Kt／V）」を算出することができます。透析時間と透析器の尿素の除去速度、さらに体重で表される透析量の指標で、世界で広く用いられています。通常1.2～1.4以上を保つよう勧められています。

●合併症の存在

タンパク質を食べすぎていなくとも、また透析を十分に受けていても、UNが増加することがあります。何らかの合併症が存在するときです。代表的なのが、胃腸から出血しているときです。血液が胃腸の中に出て、その血液がまた腸から吸収されるので、結果的にタンパク質をたくさん食べたのと同じことになり、UNが増加します。また、細菌が入ってそれと闘うために身体がたくさんのエネルギーを必要としたり、食欲がなくエネルギーをとれなくなった状態では、エネルギーを補うために体の筋肉がエネルギー源として燃やされます。筋肉はタンパク質ですから、この場合もタンパク質がたくさん燃えて、老廃物であるUNが高くなるわけです。

ですから、UNが突然高くなった場合には、胃腸からの出血を疑って検便や貧血の検査をしたり、体に細菌が入っていないか、などの詳しい検査が必要となります。

②UNが低い原因

UNが低いときにはこれまで述べたのとは逆の原因が考えられます。本来腎臓というU

Nの出口がなくなった透析患者さんでは、放っておけばUNは高値をとるはずです。UNが上昇しない最大の原因はタンパク質の摂取量が足りないことです。高い原因の最初に述べたように、透析と透析の間のUN上昇の程度からタンパクの摂取量が推定され、通常少なくとも1g/kg（体重）/日以上のタンパク質摂取が勧められていますが、これに満たないタンパク質しか摂取できていないと、次回透析までにUNが十分に増加しないことがあります。タンパク質摂取の足りない方は、エネルギーも足りずに、結局栄養状態が悪化する危険があります。1.2g/kg（体重）/日程度を目安に十分なタンパク質をとることは、良好な栄養を保持する上で大切なことです。ただし、タンパク質にはリンやカリウムがたくさん含まれていますので、これらの管理の悪い方では食べすぎや、リン・カリウム低下薬の規則的服用に注意が必要です。

透析が十分に行われていると、透析後のUNはときには20㎎/dℓという正常値以下に低下することもあります。しかし、いくら低下してもタンパク質を十分に摂取していれば次回透析前には50～60㎎/dℓには増加するはずです。したがって、現在の最大週3回の透析回数では、透析のやりすぎで透析前のUNが異常な低値をとることはありません。

ほかの病気の影響として、UNは肝臓で作られますので、肝臓の働きが非常に悪くなるとUNが作られず低値をとることがあります。しかし、これは例外的な事例です。

8 腎臓が大きい

長い間透析を続けていくと腎臓が大きくなり、そこから高率に腎臓がんが発生するおそれがあります。

① 多嚢胞化萎縮腎（後天性嚢胞腎）

腎臓の病気が進行すると尿を作る装置が破壊され、腎臓の働きが悪くなると同時に、多くの場合腎臓自体が小さく縮み、表面が凸凹し硬くなります。こうした腎臓を萎縮腎と呼んでいます。透析が必要になる頃には正常の3分の1くらいの大きさまで縮んでしまうことがあります。透析に入ってからも腎臓の病気は続きますから、その後もしばらく腎臓は縮み続けます。

ところが透析に入って3年ぐらい経つと縮んだ腎臓に嚢胞（のうほう）という袋が多数発生し、腎臓のサイズは逆に大きくなり始めます。そして、その後は拡大を続け、透析期間が長くなれば長くなるほど、腎臓は大きくなり続けます。このたくさんの嚢胞ができた大きな腎臓は多嚢胞化萎縮腎（後天性嚢胞腎）と呼ばれていて、透析患者さん特有の合併症です。

●腎臓と嚢胞

腎臓に嚢胞ができるのは、この多嚢胞化萎縮腎だけではありません。正常な腎臓にも少数の嚢胞はみられますし、多くの嚢胞や大きな嚢胞ができる病気はまとめて嚢胞腎（嚢胞性腎疾患）と呼ばれています。

中でも、中年以降両方の腎臓にたくさんの嚢胞ができて正常の腎臓と置き換わり、嚢胞がだんだん大きくなって、やがて腎不全に陥る多発性嚢胞腎は、生まれつき決められた遺伝病として、新しく透析に入る患者さんの約2％を占めています。この多発性嚢胞腎の患者さんは、腎臓の働きが悪くなるにしたがい腎臓が大きくなり、萎縮腎とならない例外的な患者さんたちです。

多嚢胞化萎縮腎は、この多発性嚢胞腎とよく似ていますが、多発性嚢胞腎では嚢胞がだんだん大きくなるのに対し、多嚢胞化萎縮腎では大きくなるものの、若干小さめな嚢胞が多いとされています。

② 多嚢胞化萎縮腎の発症

腎臓に嚢胞ができ、だんだん腎臓が大きくなってきても最初のうちは自覚症状はありません。腹部の超音波検査やＣＴ検査などで腎臓に嚢胞が発見され、初めて多嚢胞化萎縮腎と診断されます。

多嚢胞化萎縮腎は透析年数が延びるほど発生しやすくなります。この病気を詳しく研究されている金沢医科大学の石川勲先生の調査では、透析歴3年未満では44%の患者さんにみられるのに対し、3～5年では79%、10年以上では90%に発症するそうです。また、女性に比べて男性に発症しやすく、腎臓の大きくなる割合も男性に高いとされます。

このように一度小さく萎縮した腎臓に、なぜ嚢胞ができ、大きく腫大するのか詳しい原因はまだわかっていません。しかし、興味深いことに、腎移植に成功すると、1か月以内に腫大していた多嚢胞化萎縮腎の嚢胞はなくなり、元の萎縮腎に戻ることです。この経過から、何か透析で除去できない尿毒症毒素が多嚢胞化萎縮腎の発症に関連しているのではないか、と疑われています。

③多嚢胞化萎縮腎と腎臓がん

透析に入り、多嚢胞化萎縮腎が発生しても、自覚症状はほとんどありませんから、それ自体大きな問題ではありません。怖いのは多嚢胞化萎縮腎から腎臓がん（腎細胞がん）が高率に発症することです。そもそも透析患者さんでは腎臓がんの多いことが知られており、一般人に比べ、男性では15倍、女性では12倍高いとされていますが、この腎臓がんの80%以上が多嚢胞化萎縮腎と関連したものと考えられています。

腎臓がん発生の危険因子として「男性」（男女比は4対1、とくに若い男性で一般人に比べて発症率が高い）があげられ、そのほかには「長期の透析期間」（腎臓がん患者の半数以上が透析歴10年以上、14％が20年以上）、「多嚢胞化萎縮腎の腎臓の腫大が大きい」、などがあります。

多嚢胞化萎縮腎に合併する腎臓がんについては、昔は転移が少なく、生命を脅かす危険性は低い、と考えられた時期もありましたが、実際には1年間で15～20％近い患者さんに転移がおこり、大変危険な合併症であることが明らかになっています。腎臓がんになっても、初期に自覚症状はほとんどありません。あったとしても目で見てわかる血液のまじった尿（肉眼的血尿）が主体で、そのほか腰痛、発熱、貧血の悪化などがまれにみられるだけです。

④腎臓がんの予防と治療

腎臓がんもほかのがんと同様早期発見が大切で

腎臓の拡大（多嚢胞化萎縮腎）の合併症

腎臓がん	男性、長期透析、大きな嚢胞で危険が高い 年15～20％の患者で転移をおこす 定期的な腹部超音波検査、CT検査が重要
出血	突然の腹痛や背中の痛み 血圧低下、ショック、貧血進行など
嚢胞感染	発熱、背部痛、圧痛 抗菌薬が効きにくい

す。症状がほとんどありませんから、腹部超音波検査やCT検査を定期的に行い、多嚢胞化萎縮腎の進行の程度と、腎臓がんの疑われる所見の有無を確認することがもっとも有効な手段です。実際、そうした定期的な検査で腎臓がんの88%の患者さんががんを発見されています。透析歴5年を超える患者さんには年に1回、上記の超音波やCT検査を行い、あやしい所見があれば、精査するか検査頻度を増して、経過を入念に観察することが大切です。

腎臓がんと診断されれば手術による腎臓摘出が原則となります。進行や転移の具合によって手術の方法や、範囲も変わりますし、ときには薬物療法が選択されることもあります。いずれにしても、専門病院での治療が必要になります。

⑤ その他の合併症

多嚢胞化萎縮腎は腎臓がんの合併がもっとも深刻な事態ですが、その他にも注意すべき合併症があります。第一は腫大した嚢胞が破れ、そこから出血をおこすことです。突然の腹痛や背中の痛みで始まり、出血の程度によっては血圧が下がりショック状態になったり、貧血が急速に悪化します。CT検査で出血が診断できますので、輸血などでとりあえずの治療を行いますが、出血が大量であったり、血が止まらない状態が続けば、手術や腎臓に行く血管を詰まらせて、血を止める手技が必要になります。出血例では腎臓がんを合併していることが多い、ともいわれているので、腎臓がんに対する検査も必要です。

第二は感染です。嚢胞に細菌が入ると菌を殺す抗生物質が効きづらく、長期に感染が持続したり、敗血症をおこすこともあります。

このように、本来の腎臓が働かない状態で長い間暮らしていくと、これまでには考えられなかった新しい病気が発見されるようになります。多嚢胞化萎縮腎やこれに合併する腎臓がんはその代表的な例といえるでしょう。こうした新しい病気にうち勝って行く、画期的な治療と予防法の開発が待たれています。

9 痒み

腎臓の働きが悪くなると痒みを覚えるようになり、痒みは透析に入る前から腎不全の主要な症状の一つに数えられています。痒みの程度は透析に入るとだんだんと悪化し、日常生活を脅かすようになることもまれではありません。全国腎臓病協議会が2001年に行った患者さんへのアンケート調査では、全体の4分の1の患者さんが痒みなどの皮膚の症状を訴えられ、症状は39歳以下の若い患者さんでは18%程度に対し、年齢が上昇するほど頻度は増加し、80歳以上では30%を超える患者さんに痒みが見られました。

世界的に見ても痒みは透析患者さんの大きな合併症です。日、米、欧州を代表する血液透析患者さんに同じ方法で調査を進めている国際共同研究「血液透析の治療方法と患者予後についての調査（DOPPS）」の結果でも、患者さんの約7割が何らかの痒みを感じており、耐えられないほど高度の、あるいは強い痒みを自覚している患者さんの割合が合わせて3割近くに達し、痒みは世界の透析患者さん共通の悩みであることがわかります。

① 痒みの特徴

透析患者さんは多彩な痒みを経験します。痒みは、通常の痒みから、痛痒い、チクチクする痒み、違和感を伴う痒みなど同じ患者さんがさまざまな異なる痒みを自覚され、痒みの生じる時期も、夜間温まったとき、入浴時、透析中、昼間汗をかいたとき、常時、きっかけはない、など多様で、さらに痒い場所も全身、局所、動く、一定しないなど、分類すると何十種類の痒みに達します。これらの痒みの自覚症状に加え、皮膚の状態にも湿疹があるか、赤くなっているか、皮膚が乾燥しているか、かいた跡が残っているか、などさまざまな所見が見られます。このように透析患者さんの痒みが多彩な症状を示すのは、痒みに数多くの原因が関与しているため、と考えられています。

② 痒みの原因

痒みが透析に入る前の腎不全の時期からみられることから、腎臓が悪くなって体内にたまる毒素が一因となることは間違いありません。しかしどの毒素が原因かについては詳しく特定されていません。逆に一つだけでなく、多くの毒素が原因になるだろうと考えられています。

その中で確かなのがリンとカルシウムです。腎臓が悪くなるとリンは尿中への排泄が減少して体にたまり、高リン血症が生じます。先のDOPPSの結果では血清リンが高くなるほど痒みの出現する危険性が高まることが示されています。また血清リンとカルシウムを掛けあわせたカルシウム・リン積が高いほど痒みの見られる可能性が高くなります。以前皮膚の下（皮下組織）にカルシウムとリンがたまるとこれが刺激になって痒みが生じる、という説がありましたが、DOPPSの研究はこれを裏づける成果かもしれません。

その他に副甲状腺ホルモン、種々の尿毒素物質などが腎不全に伴う痒みの原因物質に疑われています。

透析に入った後は、透析に使用される薬剤やダイアライザなどの治療器具が原因となり得ます。たとえばダイアライザや回路の滅菌に酸化エチレンガス（ＥＯガス）を使用することがありますが、長期に使用するとＥＯガスに対する抗体が体にできて、痒みの原因となることがあります。血液を固まらせない薬剤へパリンが原因となる痒み、透析膜と血液との接触で体の免疫系が反応して生ずる痒み、透析液から汚染物質が体内に入る、あるいは針を固定するテープにたいするアレルギーなど、頻度はまれですがいろいろな原因が知られています。

透析患者さんの皮膚の異常も痒みの原因になります。透析に入ると汗の出る汗腺が萎縮し、汗が出にくくなります。このため皮膚は乾燥し、乾燥した皮膚は外からの刺激に敏感となり、痒みをおこしやすくなります。その他痒みを感じる受容体に異常がみられる、などの新しい学説も提唱されています。

③ 痒みの影響

痒み、とくに頑固で高度な痒みは日常生活を阻害し、夜間の痒みは良好な睡眠をも障害します。いつも痒くてイライラし、皮膚をかくと、かいた跡が刺激になり、また痒みがひどくなる、という悪循環にも陥ります。筆者がまだ駆け出しの医師の頃、透析に入られた患者さんが痒みに耐えかねて洋服ブラシで皮膚をかいているのを見ました。皮膚の感染をおこしてますます事態は悪化するのですが、患者さんはたとえそれがわかっていても、我慢できなかったのです。

DOPPSによれば、痒みの程度がひどいほど、死亡する危険性が高いとの結果がみられます。これは痒みで睡眠が障害され、その結果死亡率にも影響を与えている、と解釈されています。痒みというのは実は患者さんの将来に大きな影響を及ぼす可能性のある因子であることが理解できます。

④ 痒みの予防

それでは痒みを予防する、防止はできなくとも、軽い痒みで抑えるにはどのような工夫が必要でしょうか。まず原因に応じて、血中のカルシウムやリンが増加しないよう、服薬の順守や十分な透析は痒みの原因になる尿毒素の除去にも役立ちます。こうした意味では、広い範囲の尿毒素を除去し、体に対する免疫反応をおこしにくい、ハイパフォーマンス透

痒みの予防と治療

予防

- 高リン、高カルシウム血症の防止
- 副甲状腺ホルモン値の適正化
- 十分な透析
- ハイパフォーマンス透析器の使用
- 原因薬剤、基剤（テープ）の排除
- 定期的な入浴
- 皮膚の刺激、擦過の排除
- 皮膚湿潤の保持

治療

- 外用治療
  保湿剤、抗ヒスタミン剤、ステロイド剤　など
- 全身治療
  抗ヒスタミン剤、抗アレルギー剤、紫外線療法など

析器などの使用が有利かもしれません。しかし、この場合透析液から汚染物質が体内に入らないよう、透析液の十分な清浄化が条件になります。痒みの原因になる薬剤やテープなどの排除も大切です。

日常生活では規則的に入浴し、石鹸の使用は控え目にし、タオルで強く擦るなどの皮膚への刺激は避け、皮膚の乾燥しづらい衣服を選び、皮膚の保湿剤を塗布する、などの注意が必要です。

⑤ 痒みの治療

治療には皮膚に塗布する外用薬と全身に投与する薬剤が用いられます。外用薬では皮膚の乾燥を避ける保湿剤、痒みの原因となるヒスタミンの作用を抑える、抗ヒスタミン剤を含有する軟こう、湿疹などの皮膚の病変を伴う場合はステロイドを含んだ外用薬が使用されます。ステロイド含有薬は長期に使用すると副作用が懸念されるので、1か月以上長期に使用する場合には、皮膚科の専門医の診察をうけることが勧められます。皮膚に紫外線を照射する紫外線療法が有効なこともあり、これも皮膚科の医師と相談すべき治療法です。

全身治療としては抗ヒスタミン薬の内服、抗アレルギー薬の透析時の注射などが行われていますが、いずれも痒みを抑える対症療法で、痒みの原因そのものへの治療ではありません。また、抗ヒスタミン薬には眠気やのどが渇くなどの副作用に注意が必要です。効果を確認し、たとえ効果がみられても長期間の連用は避けるよう心がけましょう。

10 シャントの合併症

シャントはもともとの意味は「短絡路」です。血液は本来は、動脈から毛細血管を経て静脈へ、そして心臓に戻りますが、毛細血管を通さないで動脈から直接静脈に血液を短絡させるとの意味でシャントという言葉が用いられました。

しかし血液透析で用いられるシャントの正確な意味は、「透析装置と生体の血管を結ぶ通路」のことで、ブラッド（血液）アクセス（通路）、あるいは最近ではバスキュラー（血管）アクセスと呼ばれることが多くなりました。ここではバスキュラーアクセスの頭文字をとって、ＶＡと省略することにします。

① ＶＡの種類

定期的に血液透析を受けている維持透析患者さんのＶＡはほとんどが内シャントですが、この内シャントは大きく2つに分けられます。自分の血管を皮下で縫い合わせて作った自己血管内シャントと、人工血管を使用した人工血管グラフト（移植）内シャントです。自分の血管（たとえば足の血管）を（腕などに）移植してシャントを作ることもありますが、ここでは単純に2つに分けて考えます。

透析導入時、最初は自分の血管で内シャントを作っても、何回か閉塞を繰り返して内シャントを作る自分の血管がなくなると、人工血管内シャントが用いられるのがふつうです。しかし、高齢や高度の糖尿病、高血圧の患者さんなどでは、血管が痛んでいて、最初から内シャントが作れず、人工血管が用いられることもあります。

また、シャントを作れる血管がなくなってしまったり、シャントを作ると心臓に負担がかかり、危険な患者さんにはシャントではなく、針を刺しやすいように動脈を皮膚のすぐ下に移動させてVAに利用したり（動脈表在化）、長期間使用できるカテーテルを皮膚から動脈と静脈に入れて留置し（留置カテーテル）、皮膚の上に出ている部分をVAに使用するなどの方法が利用されます。

② VAの寿命

患者さんの血管の状態（動脈硬化の程度）、血管の太さ、心臓の働き、血圧、血液の固まりやすさなど多くの因子が関連しますが、もっとも寿命が長いのが自己血管内シャントで、短いのがカテーテルです。VAが使用できなくなる原因の第一は閉塞・狭窄（血液が流れなく、あるいは流れにくくなる）ですが、感染や以下に述べるさまざまな合併症が原因となることがあります。

③ VAの合併症

●シャント部下流への血流不足

シャントは本来動脈から毛細血管に流れるべき血液を途中で静脈に流して（戻して）しまうので、毛細血管を流れる血液が不足すると、シャントの下流（前腕にシャントがあれば指先や手の平など）が冷たく、蒼白くなり、しびれ、痛みなどが出現します。透析中は血液が透析器にとられてしまうので、余計症状がひどくなることもあります。

この症状は、本来流れてくるべき血液をシャントが盗んでしまうので、盗血症候群と呼ばれています。最悪の場合には、血液が不足して細胞が死んでしまう（壊死してしまう）こともあるので、ひどい場合はせっかく作ったシャントを閉じなければなりません。

●血液の戻りが悪い（鬱血）

シャントがあると動脈から静脈にたくさんの血液が流れこみます。その血液が順調に心臓に送り返されれば問題ないのですが、静脈に流れこむ血液量が多すぎたり、心臓に返る経路に異常がおきると、シャント側の腕に血液がたまり、腕は大きく腫れあがってしまいます。痛みもひどく、重症になると皮膚が壊死して穴があいてしまいます（潰瘍形成）。とくに、心臓のそばの静脈が細くなっている場合には腕全体のみならず、肩や体幹にまで腫れの及ぶこともあります。

これを改善するには、シャントの穴を小さくして静脈に流入する血液量を減らす、心臓に返る静脈路に狭窄がある（流れが悪い）場合はそこを広げるなどの処置をしますが、それで改善しない場合にはシャントを閉じることになります。

●血管の壁が腫れあがる（動脈瘤）

シャント血の流れこむ静脈は壁が厚くなり動脈のようになりますが、その壁の一部がふくれあがり、こぶを形成することがあります。こぶはシャントのすぐそばや頻回に穿刺する部分に生じやすく、大きくなるとこぶの壁が薄くなり、痛みもみられ、最悪の場合は感染したり、軽い外力で破裂することがあります。破裂すると動脈の血液が噴きだし、大出血となります。

処置としては、こぶをあらかじめ切除し、破裂を予防するなどの方法もとられますが、シャントを閉じなければならない場合もまれではありません。

●感染

細菌の侵入経路は、穿刺時、手術時、血液を介してなどがありますが、維持透析中にもっとも多いのは穿刺に伴う感染です。感染をおこすとＶＡ部周辺の腫れ、痛み、赤い（発赤）、熱い（熱感）などの症状に加え、発熱などがみられ、重症になると全身に感染が広がり敗血症に進行します。穿刺時に膿が出ることもあります。

治療は抗生剤などの薬物治療がまず行われますが、とくに人工血管の感染では薬剤で治すのは難しく、感染した血管をとり除く必要があります。

●狭窄・閉塞

シャント血管が狭くなり、血液の流れが悪くなるとシャントの音や拍動が弱くなる、透析中に血液が十分引けなくなる、などの異常が見られます。そのまま放置すると閉塞することが多く、シャント音や拍動は消失します。

④VAを長持ちさせるには

自己血管内シャントを大切に使用するのが第一です。

穿刺に伴う感染を防ぐには、VA部を清潔に保ち、穿刺前の消毒は十分念入りに行い、痒いなどの理由で穿刺部周辺をかいたり、傷つけたりしないこと、傷を負わないようVA部の隠れる服装（長袖など）をすること、穿刺は特殊な場合を除いて同一部位を避けること、腕まくらなどVAを圧迫するような動作をしないこと、毎日シャント音や拍動を確認し、弱くなったり、消失していたら大至急担当医やスタッフに申し出るこ

維持透析用血管アクセス（シャント）の種類と代表的合併症

種類	合併症
自己血管内シャント	流れが悪い（狭窄）
人工血管（移植）内シャント	つまる（閉塞）
自家血管（移植）内シャント	感染
動脈表在化	瘤（こぶ）の形成
長期使用型カテーテル	血液の心臓への戻りの障害（血液鬱滞）
	末梢組織への血流不足（盗血症候群）

と、などが日常の注意事項です。

もし狭窄があったり、閉塞しても短時間の内であれば、最近はカテーテルを狭窄・閉塞部位に入れて血管をふくらませたり、閉塞の原因である血の固まりをとり除き、そのままVAを継続使用できる技術も普及してきました。

⑤ VAは血液透析患者さんの命

VAの種類は皆さんの将来にも影響する、という研究報告がみられます。その研究では、とくにカテーテルは感染症にかかりやすく、カテーテルで透析を受けている患者さんは、そうでない患者さんに比べて入院しやすい、長生きできない、という結果でした。幸い日本の患者さんでカテーテルを使用しなければならない方はごく少数ですが、シャントは血液透析患者さんの命ともいわれます。自己血管内シャントを大切にし、カテーテルを使用しないですむよう、患者さん、医療スタッフ双方の努力が望まれます。

11 合併症対策—今後の展望

透析生活を続ける中で見られる代表的な合併症をおさらいしました。その多くは現在の透析療法が、生体の腎臓の働きを代行するには不十分な性能しか有していないことが原因といえます。しかしその欠点を補ういろいろな試みが行われています。そのいくつかを紹介してみましょう。

①連日透析

生体の腎臓は1日24時間、週168時間、昼も夜もずっと働き続けています。しかし血液透析ではどうでしょうか。通常週3回、1回4～5時間が平均的でしょう。つまり腎臓として働いている時間は健康な人の10分の1以下に過ぎません。間隔はどうでしょうか。生体の腎臓は24時間四六時中働いて水や塩、クレアチニンやBUNなどの尿毒素を尿中に排泄しているのに対し、透析はおよそ48時間、あるいは72時間おきにしか働きません。腎臓が働いていない間（透析と透析の間）に水や塩、毒素がたまり、48～72時間の間にたまった大量の水や毒素を4～

連日透析の効果

1. 透析不均衡症候群の減少
2. 貧血の改善
3. 自由食（栄養状態向上、DW増加）
4. 血圧正常化
5. 心胸比縮小、心肥大是正
6. 性機能向上
7. 高リン血症の是正
8. QOL向上

5時間の透析ですべてとり除くことになり、ここが健康な腎臓とは大きく異なる点です。つまり透析前には水と塩がたまり（体重が増え）、血圧は高く、心胸比も増え、身体は重く、むくみ、毒素も高い状態で、透析によりこれらを短時間で除去すると、低血圧からショックをおこしたり、足がつる、頭が痛い、吐き気・おう吐、脈が乱れる、といった透析不均衡症候群が生じるのです。

それらの対策として、透析を四六時中やるのは装着型の人工腎臓が開発されない限り無理ですので、まず第1段階として週3回ではなく毎日透析をして、水・毒素のたまりや除去する量を少なくしようと試みられたのが、連日透析です。その結果、週あたりの透析時間は同じ（週3回、1回4時間に対し、週6回、1回2時間）でも、連日透析では高血圧がよくなり、心胸比は下がり、透析不均衡症候群が軽減し、栄養状態や貧血はよくなりドライウエイトが増加するなどのすばらしい効果がみられました。

当初心配されたのは毎日シャントを穿刺することで、シャントに悪影響がみられないか、でした。しかし、透析中の血圧低下が改善したこと、連日透析では翌日にまた透析をするので余分に水を引かなくてもすむことから、逆にシャントにとってもよい治療法であることがわかりました。

ただ問題は、連日通院しなければならないことで、たとえ2時間の透析でも、通院の負担の解決が必要とされました。理想は自宅で透析できることで、そのためのシステムも開発され、米国では認可されましたが、日本での実用化は残念ながら認められませんでした。これから在宅医療の制度や支援体制がより充実すれば、こうした治療も可能になるのでは、と期待されています。

② 貧血の治療

腎性貧血にはヒト遺伝子組換えエリスロポエチン（ＥＰＯ）が広く使われていますが、多くの患者さんには透析毎の注射が必要でした。

新しく開発されたのは、週に1回、あるいは2週間1回の注射で効果の得られるＥＰＯ製剤です。注射の回数を減らすことで、事故や感染の予防に役立ちますし、廃棄物も減らせます。さらに3～4週間に1回の注射で治療することも可能ですので、ＣＡＰＤや透析に入る前の腎不全患者さんではＥＰＯの注射のためだけに2週間毎に来院される方も多いのですが、そうした方には社会復帰を促す効果も期待されます。このような薬剤はわが国でも２００７年からまず透析患者さんに対し発売されています。

もう一つの貧血治療薬は飲み薬です。ＥＰＯは腎臓で作られますが、実は肝臓などの臓器にも作る力があります。事実生まれる前の人間（胎生期）ではＥＰＯは主に肝臓で作られているそうです。そこで、腎臓はダメでも、ほかの臓器でＥＰＯを作らせようという薬剤が開発されました。現在は治検中ですが、飲み薬ですから自宅で服用できますし、体の中で作られたＥＰＯですから血圧が上がる、などという副作用が少ないのではないかと期待がもたれています。

③ 副甲状腺ホルモン（ＰＴＨ）の抑制

２次性副甲状腺機能亢進症は透析患者さんの代表的な合併症であることはお話しました。現在は主に活性型ビタミンＤが治療に用いられていますが、血清カルシウムが上昇して高カルシウム血症となってしまうのが問題点です。

シナカルセットと呼ばれる新しい薬は活性型ビタミンＤとはまったく異なる仕組みでＰＴＨを抑える働きがあり、この薬を使うとカルシウムは逆に低下します。ですから、活性型ビタミンＤと組合せて使用すると、カルシウムの値を変えずにより強力にＰＴＨを下げることが期待できます。この薬は欧米ではすでに実用化されていますが、わが国でも２００８年１月から市販され、今後の効果が期待されています。

④ リンを下げる

血清リンが高いと、生命を脅かすことはお話しました。しかし現在のカルシウム製剤（炭酸カルシウム）やセベラマーでは高カルシウム血症や便秘が生じやすく、十分なリンの管理ができないのも実情です。

さきほどのシナカルセットにはリンを下げる作用も見つかっています。ＰＴＨは骨を削ってカルシウムやリンを血液に出しますが、シナカルセットはＰＴＨを抑えるので、その結果リンやカルシウムも低下するのです。

もう一つ、リンだけを下げる薬が米国で発売されました。これは、炭酸ランタンという薬剤で、腸でリンを結合して便中に排泄します。リンを結合する力はかつてのアルミニウムに匹敵し、カルシウムのように血清カルシウムを上昇させる作用もなく、リンのコントロールには強力な助っ人と期待されています。しかし、アルミニウムのように骨にたまることがわかっており、長い間使用したときに悪影響を及ぼさないかが不安材料です。

⑤痒みを減らす

痒みは透析患者さんにとって大きな悩みです。痒みが強く、十分に睡眠がとれなかったり、痒いので皮膚をかき壊し、それがさらに痒みや皮膚の病気につながるといった悪循環もみられます。これまでさまざまな対策がとられましたが、残念ながら効果は不十分でした。

最近日本で作られた新しい痒みを抑える薬（ナルフラフィン）が注目されています。この薬は中枢（脳）の痒みを感じる部位に働いて痒みを抑える作用があります。治験は欧州で進んでいて、先日その結果が報告されました。１４４名の患者さんを2群に分け、片方にはナルフラフィンを、もう片方には偽薬を注射したところ、痒みの程度、睡眠障害などがこの薬で偽薬よりも改善し、副作用は偽薬と差がなかった、ということです。日本では飲み薬として治験が進んでいますが、同じような効果が期待されます。

このほかにも、透析患者さんの合併症を軽減するよう、さまざまな透析方法や薬剤の研究が進んでいます。これらの成功が望まれます。

第8章

元気で長生きを

本書では、腎臓の働きから始まり、透析に至る前の腎臓病とその治療、透析を開始する時期、透析の原理、種類と装置、合併症、腎臓移植など、いろいろお話しましたが、最後に、皆さんに元気で長生きしていただける秘訣をおさらいしてみましょう。

①透析を十分に受ける

健康者の腎臓は1日24時間、週168時間働いています。透析は週12〜15時間しかありません。体にたまった尿毒素が確実に除去されるよう、十分な透析を受けることが大切です。できるだけ長い時間透析を受けましょう。透析をサボるのは自殺行為です。

②栄養を維持する

栄養は体にとって不可欠です。栄養失調では長生きできません。食事を楽しんで、栄養をとりましょう。栄養は体格指数（BMI）でわかります。体重（kg）を身長（m）の2乗で割って計算できます。22以上になるよう心がけてください。透析患者さんではBMIの高い方が長生きされます。体格がよいと筋肉も増えますから、筋肉から作られるクレアチニンも高くなります。透析不足でクレアチニンが高いのは困りますが、筋肉がついてクレアチニンが高くなるのは喜ばしいことです。

③食べすぎは禁物

栄養が大切だからといって、食べすぎはいけません。塩分、タンパク質はとりすぎずに注意し、カロリー（エネルギー）源を十分に食べましょう。カロリーが足りないと尿素窒素が高くなります。これは筋肉がエネルギー源として使われて燃えてしまうからです。せっかくの筋肉を無駄にしないよう、十分なカロリーをとりましょう。

④体重増加は5％以内に

塩をとるとのどが渇き、体重が増えます。血糖が高くても同じです。たまった水を4～

長生きの秘訣

- 十分な透析を受ける
- 透析時間は長くとる
- 良好な栄養を保つ
- 十分な体格を維持する
- 体重増加は5％以内に
- 禁煙、節塩
- リンに注意
- 炎症にかからない
- QOL向上

5時間の透析でとろうとすると血圧が下がったり、足がつったりします。水が次回の透析に残ると、ますます水がたまり、結局心不全などの重い合併症に陥ります。体重増加は透析の間が中2日（例：金曜日から月曜日）で5％以内に、中1日では3％以内を目標にしましょう。

⑤ リンが高すぎないように

リンは6㎎／dℓ未満となるよう、食事制限、リン吸着薬の服用に心がけましょう。リンはタンパク質にたくさん含まれているので、これがタンパク質を食べすぎることを勧めない理由です。チーズなどの乳製品やハム、ソーセージなどの加工食品にもたくさん含まれています。リン吸着薬の一つに炭酸カルシウムがありますが、これを服用しすぎると血液中のカルシウムが上昇します。カルシウムが高すぎても体にはよくないので、カルシウムの値にも注意が必要です。10㎎／dℓは超えないようにしましょう。

⑥ 細菌に注意

細菌に感染すると、肺炎などの感染症だけでなく、動脈硬化や栄養失調など体に大きな悪影響を与えます。

⑦ 貧血を適正に改善

ヘモグロビン(Hb)10g/dℓ以上、12g/dℓ未満となるよう、エリスロポエチンを注射して貧血を改善させましょう。炎症があったり、栄養が足りないと効きません。また、鉄分が足りていることも重要ですから、鉄分が足りないときには鉄を含んだ薬を服用したり、注射して補いましょう。

⑧ 禁煙

喫煙は肺がんなどのがんや、動脈硬化の原因です。禁煙は健康者にも勧められている健康法です。

ほかにもいろいろありますが、日頃接する病院やクリニックの先生、スタッフの方と十分に相談し、必要な検査や治療は必ず受けて、元気で長生きしてください。

本書は、社団法人全国腎臓病協議会の会報『ぜんじんきょう』の172号（1999年3月号）から215号（2006年5月号）に連載した「腎臓病患者のための基礎医学講座」に加筆、訂正をしたものです。

著者略歴

秋澤忠男（あきざわ・ただお）

昭和48年東京医科歯科大学医学部卒業。51年、昭和大学藤が丘病院内科（腎臓）の創設に参加。同病院の講師、助教授を経て、平成11年、和歌山県立医科大学腎臓内科・血液浄化センター教授。平成17年、昭和大学医学部腎臓内科教授となり、現在に至る。専門分野は腎臓病学、とくに腎不全の病態と治療、および血液浄化療法。

腎臓病と最新透析療法

2008年8月1日　初版1刷発行
2008年12月10日　初版2刷発行

著　者　秋澤忠男（あきざわただお）
発行者　荒井秀夫
発行所　株式会社　ゆまに書房
東京都千代田区内神田2-7-6
郵便番号　101-0047
電話　03-5296-0491（代表）

印刷・製本　藤原印刷株式会社
デザイン・イラスト　高嶋良枝

ISBN978-4-8433-2911-5 C0077